Zu diesem Buch

Die Bioenergetik geht davon aus, daß alle körperlichen und seelischen Vorgänge nur verschiedene Ausdrucksformen eines ein-
heitlichen Lebensprozesses sind. Sobald sich der Mensch seines
Körpers bewußt wird, mit ihm arbeitet, ihn erlebt, gewinnt er ein
neues Verhältnis zu sich selbst und findet Wege zu seelischem
Gleichgewicht und körperlichem Wohlbefinden. Dieses Buch
überträgt mit seinen praktischen Übungen für jedermann das
bioenergetische Konzept auf den Alltag und zeigt, wie man mit
Streß besser umgehen und sich schneller und effektiver regenerieren kann.
Es stellt eine praktische Ergänzung zu den Werken «Bioenergetik»
(rororo Nr. 7233) und «Der Verrat am Körper» (rororo Nr. 7660)
von Alexander Lowen dar.

Kurzbiographie

Ulrich Sollmann, geb. 1947, Sozialwissenschaftler, Gestaltpsycho-
therapeut und bioenergetischer Analytiker, arbeitet seit 1975
psychotherapeutisch in Bochum, als Lehranalytiker für Gestalt-
therapie und bioenergetische Analyse und leitet Körperseminare /
Trainingsprogramme. Seit mehr als zehn Jahren befaßt er sich praktisch und theoretisch mit der Wechselbeziehung zwischen persön-
lichem Streßerleben / Streßhaltung und den umgebenden, streßauslösenden Bedingungen. Er hat die Entwicklung und Anwendung
des bioenergetischen Trainings im nichttherapeutischen Bereich
als Gesundheitstraining gezielt erprobt: im Sport, in der Rehabili-
tation, mit Lehrern, Führungskräften, in Firmen und Organisatio-
nen. Er ist Autor verschiedener Publikationen zu diesem Thema
und lehrt im Bereich Psychologie / Sport an der Universität.

Ulrich Sollmann

Bioenergetik in der Praxis

Streßbewältigung
und Regeneration

Fotos: Hermann Dornhege

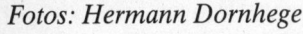

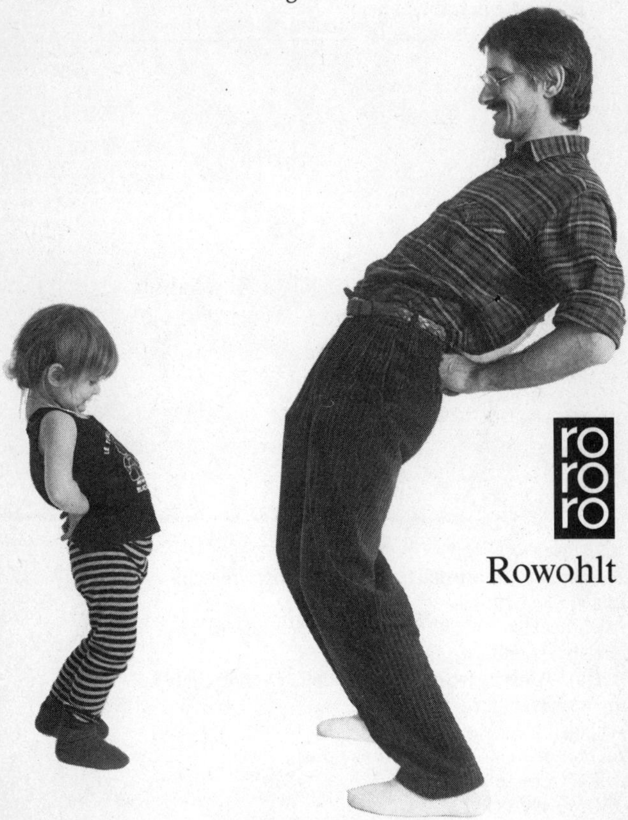

rororo

Rowohlt

Gesundheit steht bei den meisten Menschen an erster Stelle ihrer Wünsche an die persönliche Zukunft. Gesund sein, das bedeutet nicht nur nicht krank sein. Gesundheit manifestiert sich in körperlich-seelischer Harmonie, im entspannten Umgang mit der eigenen Körperenergie. Denn viele organische Leiden haben ihre Ursache in seelischen Verspannungen, bei denen die herkömmliche Pharma- und Apparate-Medizin meist versagt.

Medizin und Gesundheit faßt deshalb das Themenspektrum weit. Unter dieser Klammer erscheinen Titel zu neuen Entwicklungen der naturwissenschaftlichen und psychosomatischen Medizin und zur Medizingeschichte, aber auch praktische Ratgeber zum Umgang mit spezifischen Krankheiten und ihrer Heilung. Ernährungsratgeber sind hier ebenso zu finden wie Bücher zum Streßabbau, zu Körpertherapien und Entspannungsprogrammen.

Originalausgabe
Redaktion Bernd Gottwald und Alexandra Przyrembel
Layout Maren Orlowski
Veröffentlicht im Rowohlt Taschenbuch Verlag GmbH,
Reinbek bei Hamburg, Oktober 1988
Copyright © 1988 by Rowohlt Taschenbuch Verlag GmbH
Reinbek bei Hamburg
Umschlagentwurf Manfred Manke
Gesamtherstellung Clausen & Bosse, Leck
Printed in Germany
980-ISBN 3 499 18484 2

Inhalt

Einleitung   7

Bioenergetische Leitlinien für die Praxis   13

Übung und Selbsteinschätzung   23

Der Körper in seiner lebensgeschichtlichen Entwicklung   27

Bioenergetisches Aufwärmen   31

Übung und Streß   45

Beginn der praktischen Arbeit   49

Sensibilisierung des Körpers   57

Körperinterne Kreisläufe   71

«Körperexterne» Kreisläufe   87

Praktische Übungssequenzen   101
  Grounding-Übungen   101
  Übungen zur Energiemobilisierung   104
  Fallübungen   111
  Zeitlupenübungen (Slow-Motion)   120
  Bauch-Becken-Übungen   127
  Atemraumübungen   135
  Arbeit mit dem Atemschemel   140
  Koordinierungsübungen   148

Lebensgeschichtliche Körperentwicklung, Streß
und Charakterbildung   151

Bewegungsarten   165

Übungsteil   169

Üben und Selbsteinschätzung (ein Sitzungsprotokoll)   203

Literaturhinweise   213

Für meine Frau, meine Kinder
und deren unbeschwerte,
aber herausfordernde Lebendigkeit

Einleitung

Der Körper ist wieder in Mode gekommen! Rückbesinnung – als Zeichen der Zeit –, erforderlich gewordene Kritik oder der Wille zur Erneuerung stehen im Vordergrund.

Die heutige Zeit ist dadurch gekennzeichnet, daß der Mensch seinem Körper, den körperlichen Prozessen, seinem Erleben wie Schmerzen und Gefühle entfremdet ist und den Bezug zu seiner körperlichen Vergangenheit verloren hat. In der Regel beachtet der Mensch seinen Körper erst, sobald er krank ist und zum Arzt geht. Auch jahrelanges Ausüben von Gymnastik oder Sport schmälert die Entfremdung nicht. Wir suchen neue, andere Methoden in der Hoffnung auf Ruhe und Entspannung.

Die Bioenergetik ist der Versuch, den Menschen *in* seiner Körperlichkeit und *durch* diese zu verstehen. Sie ist auch ein spezielles therapeutisches Verfahren, das von dem amerikanischen Arzt A. Lowen (Schüler von Wilhelm Reich) in den fünfziger Jahren begründet und entwickelt worden ist. Lowen, der selbst lange vor seinem ersten Treffen mit Reich gemerkt hatte, wie körperliche Aktivität die allgemeine Wachheit fördert, ist fasziniert von Reichs Konzepten der psychosomatischen Einheit des menschlichen Organismus und dessen energetischem Charakter. Er beginnt seine eigene Analyse bei Reich und lernt, Reichs Ideen mit den neuartigen therapeutischen Techniken des direkten Körperkontakts in der Arbeit am Widerstand zu verknüpfen und in seiner eigenen therapeutischen Praxis erfolgreich anzuwenden. Im Verlauf der folgenden Jahre entwickelt Lowen gemeinsam mit Kollegen die körperlich begründete, charakteranalytische Arbeit Reichs zu einem neuartigen körpertherapeutischen Verfahren der bioenergetischen Analyse weiter. Die bioenergetische Analyse betont in der Praxis besonders drei Gesichtspunkte:

1. Der Mensch wird als *Einheit* gesehen. Berücksichtigt wird seine psychische Verfassung, der physische Ausdruck seiner Verfassung in der Körperstruktur und in den Bewegungen.
2. *Die Entwicklung spezifischer und systematischer Techniken*, die physischen Spannungen zu lösen, die in chronisch angespannten und verkrampften Muskeln zu finden sind.
3. Da der *bioenergetische Analytiker* und der Klient sowohl auf verbaler als auch auf körperlicher Ebene miteinander *involviert* sind, ist der bioenergetische Analytiker tiefer beteiligt als bei konventionellen Methoden/Konzepten.

Bioenergetik allerdings ist mehr als eine Methode. Bioenergetik in der Praxis heißt: Einlassen auf die Wünsche des Körpers. Herausfinden der Beziehung zu anderen Menschen. Allein die Tatsache, daß wir als körperliche Wesen nie allein auf die Welt kommen, da das Heranwachsen im Mutterleib ein Austausch zweier Organismen ist, bedeutet, daß Streß auch immer ein Geschehen unter Menschen ist und seine Bewältigung im Grunde also nie von selbst passieren kann. Dies erklärt die Notwendigkeit partnerschaftlicher Übungen.

Die praktischen Übungen haben u. a. folgenden Sinn:
- Festigung des Kontakts mit dem Boden/Wirklichkeit des Körpers (Grounding)
- Intensivierung der Vibration des Körpers
- Vertiefung der Atmung
- Erhöhung des Selbstbewußtseins
- Erweiterung des Selbstausdrucks durch Bewegung

Doch lassen Sie sich nicht abschrecken – Sie können die bioenergetischen Übungen auch allein durchführen. Sie sind dann als Ergänzung zu allen anderen Übungsprogrammen, sei es Skigymnastik, Yoga, Aerobik, Bodybuilding oder ähnliches zu werten.

Bioenergetik als «Gymnastik einmal anders» befaßt sich mit der Ganzheit des Körpers, seiner Vitalität, seiner lebensgeschichtlichen Prägung, der Streßbewältigung als komplizierten Prozeß zwischen körperlichen Vorgängen, Erleben und Sich-Entscheiden und der organismischen Selbstregulation.

Die bioenergetische Praxis hilft denjenigen, die von folgenden Schwierigkeiten berichten:

- von allgemeinen Unpäßlichkeiten, die ohne ärztlichen Befund sind
- von Krankheitsbeschwerden, bei denen ohne Erfolg eine herkömmliche medizinische Therapie durchgeführt wurde
- von dem Wunsch, sich und ihren Körper besser zu verstehen
- und von den ohnmächtigen Versuchen, durch spezifische Übungen und ausgefeilte Trainings- und Entspannungstechniken zur Ruhe zu kommen, um dem Alltagsstreß zu entfliehen, ohne jedoch dabei innerlich zufrieden und glücklich zu werden.

Das Buch heißt ‹Bioenergetik in der Praxis›, weil es mir nicht um theoretische Erläuterungen, um ausgefeilte Praxiskonzepte, sondern um die *Darstellung* meiner Praxis geht. Jeder soll in seinem Bemühen ermutigt werden, den eigenen Körper wieder anzunehmen, sich mit seinen Belangen zu beschäftigen und sich mit der eigenen Lebensgeschichte auseinanderzusetzen.

Ich werde Ihnen verdeutlichen, wie ich praktisch mit bioenergetischen Übungen arbeite, wie wichtig autonome Körperreaktionen sind, welche Schritte hilfreich sind auf dem Wege zur Verbesserung der Körperkompetenz und wie eng die organismische Selbstregulation gekoppelt ist mit Erregung, dem Gefühl von Zufriedenheit und der persönlichen Entscheidung für glückliches und verantwortungsvolles Handeln im Alltag.

Dieses Buch ist für Laien geschrieben. Erwarten Sie also nicht, daß Sie am Ende wissen, was *die* bioenergetische Analyse ist. In der Praxis sieht alles anders aus, als es in den Büchern dargestellt wird. In der Praxis arbeiten Sie mit einem bioenergetischen Analytiker allein oder in der Gruppe. Diese, jeweils individuell unterschiedliche und dadurch einzigartige Beziehung prägt Ihren Erfahrungsprozeß entscheidend. Die Praxis der Bioenergetik oder der bioenergetischen Analyse steht und fällt mit der Persönlichkeit und Qualifikation des Therapeuten.

Die bioenergetische Arbeit in der Praxis basiert also immer auf der Beziehung zwischen dem Klienten und dem Therapeuten, zwischen ihnen muß ein Vertrauensverhältnis bestehen.

Das Buch versteht sich als Hilfestellung für andere Arten der Gymnastik, sportlichen Trainings und Möglichkeit der Streßbewältigung. Nehmen Sie die bioenergetischen Leitlinien, die Zielsetzung und das Verstehen der körperinternen Kreislaufprozesse als Empfehlung, Ihre bisherigen Übungsprogramme zu überdenken und neu zu gestalten.

Fühlen Sie sich in dem Buch persönlich angesprochen, und erschrecken Sie nicht, wenn ich mich im Text immer wieder auf Sie, Ihre Erfahrungen und Gefühle beziehe. Machen Sie sich mit der Anfangssituation vertraut, in der die ersten Übungen stattfinden und Sie die bioenergetischen Leitlinien kennenlernen, die der Selbsteinschätzung dienen. Hier werden Sie die Bedeutung innerhalb der Übungen und das Problem Streß einschätzen lernen. Sie werden weiter vertraut gemacht mit der Möglichkeit, durch die Übungen sich selbst zu verstehen und weiterführende Übungen zu entwickeln, die für Sie zu dieser Zeit und aus Ihrer Lebensgeschichte heraus sinnvoll sind. In einem weiteren Schritt sollen Ihnen die körperinternen Kreisläufe und -externen Kreisläufe vorgestellt werden, Sie sich mit den organismischen Zusammenhängen anfreunden, sie erleben und verstehen können. Es folgen viele Übungen und Übungssequenzen zu bestimmten Themen bzw. Körpersegmenten. Schließlich wird die Übungspraxis in Kontext mit der bioenergetischen Charakteranalyse gesetzt. Zur Veranschaulichung können Sie in einem Sitzungsprotokoll nachlesen, wie der Zusammenhang von körperlichem Üben, Erleben und Verstehen sich entwickeln kann. Diese Gliederung soll als Anregung verstanden werden, das Buch praktisch zu nutzen, zurückzublättern, die Übungen zu variieren, so daß Sie sich persönlich angesprochen fühlen.

Einige der zentralen Ziele der bioenergetischen Arbeit sind:
- Freisetzung, Förderung und Verstehen von körpereigenen Impulsen
- organismische Selbstregulation
- Erfahrung der Einheit des menschlichen Organismus

10

- Erörterung des Wechselspiels zwischen «äußeren» Stressoren und der persönlichen Streßhaltung
- Verbesserung der Körperkompetenz
- Übernahme von persönlicher Verantwortung im Streßgeschehen.

Die Bioenergetik läßt sich als praktische Übung mit einer therapeutischen Dimension von anderen Gymnastik- und Trainingsformen abgrenzen. Technisch durchgeführte und aufgebaute, isoliert wirkende Übungen werden vermieden. Seien Sie der Vorstellung gegenüber kritisch, alle Übungen allein bewältigen zu können. Bedenken Sie die Illusion der «persönlichen Allmacht» in derart durchgeführten Übungen; der Organismus ist derart komplex und auch der Wissenschaft in den spezifischen Wechselwirkungen weitgehend unbekannt, daß es mehr als verfrüht ist, hinreichend Bescheid zu wissen. Wäre es so simpel, wie viele behaupten, warum sind dann die Dinge nicht schon längst anders?

Die bioenergetische Analyse befaßt sich theoretisch und praktisch mit der Wechselwirkung und der Auswirkung der aktuellen Lebenssituation und der lebensgeschichtlich erworbenen Lage des Körpers.

Das heißt: *Wie kann ich durch das körperliche Üben den Körper aktuell und strukturell verstehen und wie kann ich aus dem Verständnis über den Körper heraus gezielt üben?*

Bioenergetik ist keine Entspannungstechnik! Sie wäre bei Streß und Streßbewältigung allein nicht angebracht, innere Prozesse würden nur besänftigt, Spannungen tiefer in den Organismus gedrängt, ohne daß der Streß sich in einer organismischen Bewegung äußern, entladen und lösen würde.

Bioenergetik ist immer Anspannung und Entspannung zugleich! Sie werden immer wieder merken, daß Bioenergetik in der Praxis eine Gratwanderung zwischen Anspannen und Loslassen, Üben und Verstehen, Aktion und Widerstand – auch zwischen den Partnern – ist. Darin besteht eine große Chance: Impulse, Wechselwirkungen zu wecken, und die Fähigkeit, Vertrauen in die Selbstregulation des komplizierten körperlichen Systems zu entwickeln.

Die bioenergetische Arbeit wird durch den Zusammenhang von körperlichen, gefühlsmäßigen, seelischen und zwischenmenschlichen Aspekten sowie der äußeren Realität bedeutend. Der Prozeß der «Wiederaneignung» des eigenen Körpers und die Übernahme von Verantwortung für das eigene alltägliche Wohlergehen ist dabei ein sehr kompliziertes Geschehen.

Da die meisten von Ihnen nur wenig praktische Erfahrungen in der bioenergetischen Arbeit haben, erscheint die Berücksichtigung von Ruhephasen sinnvoll, so werden Sie Schritt für Schritt mit der Bioenergetik in der Praxis vertraut.

Ich möchte mich an dieser Stelle bei einigen Menschen herzlich für ihre Unterstützung, Anregung und Mitarbeit bedanken.

Ich bin glücklich, Jan Velzeboer getroffen zu haben. Er hat mich mit der bioenergetischen Analyse vertraut gemacht und mich im Abenteuer der Lehranalyse über Jahre persönlich begleitet. Al Lowen ist für mich immer noch ein plastisches Beispiel für die Bedeutung der bioenergetischen Arbeit. Ich denke mit Spaß und Freude an den Moment zurück, als er auf einem Kongreß (er war damals 74 Jahre) sich die Hosen hochkrempelte und barfuß weitertanzte, als die meisten der jüngeren Kollegen sich bereits erschöpft zur Seite gesetzt hatten.

Ich bedanke mich bei meinem Freund Hermann Dornhege für die guten Gespräche und seine spontane Bereitschaft, die Fotos für das Buch zu machen. Ulla Stahl wußte noch nicht, was auf sie zukam, als sie sich bereit erklärte, sich fotografieren zu lassen. Es ist bestimmt eine erhebliche Strapaze für sie gewesen, stundenlang bioenergetische Körperhaltungen einzunehmen und bei der Wärme von vielen hundert Watt (Studiobeleuchtung) den Streß auf sich zu nehmen und trotzdem entspannt und ausgeruht auszusehen. Dann bedanke ich mich bei Frau Reidegeld für die freundliche Unterstützung beim Tippen der Manuskriptseiten und meiner Sekretärin Frau Steimer beim Tippen und Gestalten des Manuskripts.

Ich fühle mich meinem Freund Bernd Barzik zutiefst verbunden. Wir beide haben zusammen über viele Jahre eine enge Beziehung über die bioenergetische Ausbildung und Praxis aufbauen können. Leider ist er zur Zeit irgendwo in der Welt verschollen.

Schließlich möchte ich meiner Frau Margret für die so notwendige persönliche und fachliche Unterstützung danken.

Bioenergetische Leitlinien für die Praxis

Menschen, die in eine Praxis kommen, wissen um die Streßwirkungen und suchen – nach oftmals vergeblichem Bemühen – medizinische Hilfe, um die körperlichen Vorgänge zu verstehen, zu überwinden und sich im Alltag mit ihnen zu arrangieren. Zu Beginn der Arbeit stehen die körperlichen Beschwerden, der medizinische Befund, der persönliche Bezug zum Körper im Alltag und die bedeutenden Erfahrungen aus dem Leben und der Kindheit im Vordergrund. Hierdurch wird von Anfang an klar, daß es sowohl um die körperliche als auch die psycho-soziale, lebensgeschichtliche Dimension geht. Erwarten Sie also keine Entspannungsübungen wie autogenes Training, progressive Muskelentspannung, Atemtherapie und andere. Die bioenergetische Analyse als Streßbewältigung und Möglichkeit zur Regeneration drückt sich in einem komplizierten, aber leicht nachvollziehbaren Wechselspiel aus, zwischen körperlichem Üben, Selbsteinschätzung, Verstehen, aktiver Beteiligung bei der Gestaltung des Übungsrahmens und der anwachsenden Mobilität im Alltag.

Neben den sechs Leitlinien, die in der praktischen Arbeit der Orientierung dienen, spielt das von Wilhelm Reich begründete Gesetz eine große Rolle, das dem bioenergetischen Verständnis von Anspannung und Entspannung zugrunde liegt (Erhöhung der Anspannung – Aufladung – Entladung – Entspannung).

Die sechs Leitlinien innerhalb der bioenergetischen Arbeit lauten wie folgt:

1. Körperliche Sensationen

Körperliche Sensationen sind Gefühle wie Anspannung, Entspannung, Kälte, Wärme, Kribbeln, Vibrieren, Zittern etc. Ihre Wahrnehmung und Differenzierung ermöglichen den ersten Bezug zum Körper, der möglichst unverfälscht – ohne seine Interpretation – erfolgen sollte. Es eröffnet sich ein unerschöpflicher Reichtum an körperlichen Erfahrungen, die neugierig, aber auch verunsichern oder angst machen können.

Einerseits wird gezielt ein Körperbereich, ein Segment, angesprochen oder bestimmte Sensationen hervorgerufen, andererseits wirkt es überraschend, wenn Reaktionen in anderen Körperteilen ausgelöst werden. Der Körper erscheint uns als geheimnisvoll, spannend, ausgleichend, beruhigend und in der Regel gesund. Hier wird ein zentrales Dilemma der körperlichen Entwicklung in unserer Gesellschaft angesprochen. Wir beachten unseren Körper nämlich nur dann, wenn er erschöpft, abgearbeitet, unter Streß oder krank ist. Manche freuen sich, ihren Körper, trotz jahrelanger Übung in Sport und Gymnastik, wieder wahrnehmen zu können. Der Körper wird nicht nur trainiert, sondern dient als Grundlage für die Erfahrung des «Ich».

Gleichzeitig wird durch die vertiefte Körperwahrnehmung das Denken zurückgedrängt. Man beginnt abzuschalten, so werden wieder körpereigene Impulse geweckt.

2. Atmung

Für die meisten ist es anfangs schwer, eine Übung zu machen, auf körperliche Sensationen zu achten und gleichzeitig die Atmung wahrzunehmen. Der Atmung liegt immer eine muskuläre Bewegung im Körper zugrunde. Jeder hat einen ganz individuellen Atemrhythmus mit entsprechenden Tiefen, Hemmungen und Blockierungen. Wenn anfangs bei einer Übung die Atmung berücksichtigt wird, so wird zunächst die Atembewegung als solche beobachtet und sie dann im nächsten Schritt in Beziehung zum restlichen Körper gesehen.

Es ist gewiß schwierig, aber auch beglückend zu erleben, daß die Atmung, ohne willentliche Einflußnahme, ja wie von selbst geschieht. Diese Erfahrung macht vielen Hoffnung, gibt Zuversicht und stellt eine Chance dar, sich auf einen neuen Erfahrungsprozeß einzulassen.

Die Beobachtung des Körpers fördert gleichzeitig die innere Ruhe und Wachheit für Bewegung und den feinen Ausdruck in unserem Körper.

Die Atmung, insbesondere unter Belastung und Anstrengung, ist immer mit einem Ton, mit stimmlichem Ausdruck verbunden. Es liegt in der Natur des Körpers, daß bei wachsender Anstrengung die Atmung tiefer und die Stimme eher zu hören sein wird. Man kann sagen: die Anstrengung findet in der Stimme ihren Ausdruck.

Viele, die die eigene Stimme und das Tönen der anderen hören, fühlen sich jedoch unbewußt gehemmt, so daß sie ihre Atmung einschränken und die Stimme ersticken. Im Laufe der Zeit wächst durch das Hören der Stimme der anderen das Gefühl der Selbstverständlichkeit beim lauten Atmen. Man fühlt sich freier, die Atmung geht tiefer, die eigene Stimme wird lauter und der Kreislauf kann sich schließen. Die Beschäftigung mit der Atmung bringt zuvor geweckte Impulse in Bewegung. Die Verbindung von Atmung und Stimme bietet somit erste Erfahrungen von körpereigenen Kreislaufprozessen.

3. Schmerz und Streß

Die Entwicklung unseres Körpers ist durch frühkindliche Belastungssituationen eingeschränkt, behindert und blockiert worden. Der Körper ist somit sichtbarer Ausdruck von ungelöstem, chronischem Streß. Normalerweise, wenn Streß aufkommt, reagiert der Organismus entsprechend, wird er abgebaut, kann der Organismus wieder loslassen. Dieser Vorgang ist durch die unbewußte, chronische Streßhaltung gestört. Streß wird im Körper aufrechterhalten, auch wenn die äußeren Bedingungen sich bereits geändert haben. Die Person selbst glaubt vielfach, daß immer noch die

Umwelt den Streß hervorruft. Viele beginnen, auf die Umwelt ändernd einzuwirken, in der Hoffnung, der Streß würde geringer werden. Sie sind jedoch oft überrascht, wenn der Streß eher stärker wird. Man kann sagen, jeder reproduziert oder konserviert Streß. Die Fähigkeit, loszulassen, sich auszuruhen, zu entspannen, neue Kräfte zu sammeln, schöpferisch zu sein ist dadurch erheblich beeinträchtigt.

Es gibt zwei Hauptgründe, warum in der Bioenergetik mit Streß und Belastung gearbeitet wird. Zum einen hat die Entstehungsgeschichte jedes einzelnen viel mit Belastung, Krisen, Konflikten und Streß zu tun. Es ist also einsichtig, daß das Wiedererleben, Bearbeiten und Auflösen dieser Erfahrungen wiederum mit Belastung, Streß, Krise und Konflikt verbunden ist. Zum anderen gibt es ein Gesetz im Körper: *der Muskel kann die Erhöhung der Anspannung nicht ewig aushalten*. Eine leichte Anspannung im Muskel ist nicht spürbar. Eine leicht erhöhte Anspannung, gerade wenn sie chronisch ist, bleibt unbewußt, sie löst aber möglicherweise Spätfolgen in Form von Krankheiten aus. Es ist aber so, daß der Muskel eine Erhöhung der Anspannung nicht ewig aushalten kann. Irgendwann kommt der Punkt, an dem die Anstrengung so groß ist, daß der Muskel von allein losläßt. Die dann eintretende Entspannung ist viel tiefer, organismischer und befreiender als die Ergebnisse herkömmlicher Entspannungsverfahren.

Die körperliche Belastung bzw. Streßposition in der bioenergetischen Arbeit ist oft mit Schmerz verbunden. Viele vermeiden den Schmerz, indem sie die Übungen sofort beenden, anfangen zu reden, zu fragen, zu kontrollieren oder aber ihre Schmerzgrenzen nicht respektieren. Dabei ist Schmerz etwas ganz Normales in einer solchen Situation.

Wenn man den Körper als lebensgeschichtlich geprägt versteht, gibt es mindestens drei Formen, in denen Schmerz sich ausdrückt:
a) physiologisch
b) strukturell
c) als Ausdruck von Angst

Überspitzt formuliert kann man sagen, daß das Gefühl von Schmerz oft ein Anzeichen der Bewegung im Körper ist. Gleichzeitig ist der Schmerz Grund zur Beendigung der Übung. Die Erhöhung der Anspannung und das Gefühl von Schmerz bringen den einzelnen an eine Erfahrungsgrenze. Das Gefühl von Angst wird erhöht. Alte Erlebens- und Entscheidungsmuster werden reaktiviert. Die Ermutigung, etwas weiter zu gehen und dann aufzuhören, führt zu überraschenden Erfahrungen. Es passieren unerwartete Dinge. Die Erhöhung der Anspannung kippt um in Entladung. Die Lösung und Entspannung sind meistens mit diffusen Gefühlen, vor allem mit Lebensfreude, Tatkraft und dem Gefühl, voller Energie zu sein, verbunden. Während der Hinweis, daß jeder ohne eine Erklärung immer aufhören kann, die persönliche Entscheidungskompetenz aktiviert, kommt es auf der energetischen Ebene zu einer Verdichtung und/oder Blockierung der Impulse.

4. Gefühle und Gedanken

Assoziieren Sie! Fragen wie: *Was fühlst du? Woran denkst du? An wen denkst du?* können lästig werden. Dennoch eröffnet sich vielfach eine neue Dimension des Erlebens, des Erinnerns. Es geht nicht darum herauszufinden, ob das Geschehene richtig ist, sondern darum, Mut zu finden und mit Leichtigkeit körperliche Sensationen/Atemerfahrung, Gefühle, Gedanken und Erinnerungen, scheinen sie noch so unverständlich, miteinander zu verbinden.

Interessant ist immer wieder die Erfahrung, daß andere Menschen, wie unsere Eltern oder aber auch Gruppenmitglieder, einen nicht zu übersehenden Einfluß auf den eigenen Körper haben: darauf, wie die Übung gemacht wird, welche Sensationen auftreten, was sich vielleicht ändert und wie es ihnen dabei geht. Dieser Aspekt ist bedeutsam, zumal er eine neue Sicht der üblichen medizinischen Erklärungsversuche über den Körper darstellt.

Wenn Sie Ihren Körper spüren und dabei bemerken, daß die Anwesenheit anderer Menschen einen Einfluß auf Ihr Körpererleben hat, dann haben Sie eine wichtige Voraussetzung dafür geschaffen, sich auf eine neue, unübliche Art mit ihrem Körper auseinandersetzen zu können. Die Erfahrung des «Berührt-Werdens» ermutigt zu neuen, persönlichen Vermutungen und Verknüpfun-

17

gen. Sie lösen sich aus überkommenen, nicht immer brauchbaren Verstehensmustern des Körpers. Sie bekommen ein Gespür für Ihr «Körper-Schicksal» und schaffen dadurch einen Pfeiler auf dem Weg Ihrer persönlichen Sinnfindung.

Dieser Prozeß kann durch den Gruppenleiter unterstützt werden, indem Wahrnehmungen, Beobachtungen, Gedanken und Gefühle in der zeitlichen Abfolge durch «Wenn ... dann ...»-Sätze miteinander verbunden werden. Es geht dabei nicht um die Erforschung von Logik, Kausalität und Ursache, sondern um die Verdichtung von vielleicht unzusammenhängend erscheinenden Aspekten. Die Umkehrung der Sätze verblüfft nicht selten. Und darauf kommt es an! Hat jemand den «Wenn ... dann ...»-Satz oder die Umkehrung dessen ausgesprochen, ist nach seinem Gefühl und seiner körperlichen Reaktion zu fragen. Die Verbindung von Körper, Gefühl, Gedanken und Erinnerung schafft die Grundlagen für die Erfahrung organismischer Einheit.

Körperliche Impulse werden benannt und umgekehrt. Ihre Benennungen lösen weitere Impulse aus. Dieser Schritt ist unbedingt notwendig, um für sich und sein körperliches Wohlbefinden Verantwortung zu übernehmen. Sie werden Ihren Körper neu sehen und erleben und mehrere Wahlmöglichkeiten haben. So wächst auch die Bedeutung der Übungen, und Sie werden sich zunehmend für Ihr Wohlergehen entscheiden können.

5. Tempo / Dauer und Pausen

Es wird jedem klar, daß wir auch vertraute Übungen aus der Gymnastik oder dem Sport einbeziehen. Zum einen wird durch das Ändern des Tempos (Verlangsamung oder Beschleunigung der Übung) die Wirkung derselben Übung modifiziert und so die Körpererfahrung überhaupt erst möglich bzw. vertieft. Zum anderen wird durch den Wechsel von Übung und Ruhepause, Bewegung und Entwicklung ein eigenständiges Geschehen initiiert.

Die Ruhephasen stellen einen Gegenpol zur Hektik, zur Geschäftigkeit und zur Aktion im Alltag dar. Ruhe und Entspannung dürfen sich entwickeln. Und doch sind viele überrascht, wenn sie

18

in der Ruhephase Schwierigkeiten spüren, sich loszulassen. Sie drücken sich derart aus, daß die Gedanken weiter hin und her treiben, daß man sich nicht lange genug auf die Vorgänge im Körper und das Erleben besinnen kann, daß man abgelenkt ist durch die anderen im Raum oder dadurch, wie die Übungsanweisungen gegeben werden. Und schon wirken die alten, vertrauten «Vermeidungsstrategien». Man fängt an zu fragen, man spricht mit den anderen, man will wissen, warum etwas passiert usw. Es ist gar nicht so einfach, sich seinem Körper und den körpereigenen Prozessen in der Ruhephase hinzugeben.

Viele sind von dem überrascht, was im Anschluß an eine Ruhephase passieren kann, in der sie die Entwicklung von Neuartigem spüren können. Viele berichten über die Erfahrung von innerer Bewegung, von Aktivierung der Energie. In dieser Ruhephase treten drei zentrale Reaktionsweisen des Organismus auf:

- ▓ autonome Körperreaktionen, unwillkürliche Bewegungen, Vibrationen etc.
- ▓ Wenn die erhöhte Anspannung oder Ermüdung umkippt, wird durch die Entladung eine tiefere Entspannung als üblich spürbar. Gleichzeitig tauchen überraschende Gefühle, Gedanken, Erinnerungen auf, die das körperliche Geschehen unterstützen.
- ▓ Die Vermischung der Kontrolle und der bewußten Regelung körperlicher Prozesse unterstützen die Erfahrung auf den verschiedenen Ebenen der Persönlichkeit (Körper, Gefühl, Gedanken, Atmung etc.).

Das Beschleunigen bzw. Verlangsamen der Bewegung und der Wechsel von Übung und Ruhepause fördern die Entwicklung der Impulse. Entwicklung ist auf dieser Ebene ein notwendiger Schritt im körperlichen Wandlungsprozeß. Entwicklung bedeutet nicht bewußte Regelung und Kontrolle, sondern eine Lösung des Organismus, Wechsel, Driften, Durcheinanderwirbeln u. a.

Sie werden sich sicherlich vorstellen können, daß die Ruhepause nicht nur eine Zeit der Entspannung ist, sondern es werden in ihr die Wurzeln und Quellen gespannter Neugier, Wachheit, überraschender Betroffenheit und neuer Lebensenergie frei.

6. Übung als Dialog

Der Klient sollte die Übungen nie allein machen! Entweder sie findet mit dem Gruppenleiter im Dialog (Einzeltherapie) oder in der Gruppe statt. Es überrascht mich nicht, daß die Übungen in der Regel, wenn sie zu Hause allein gemacht werden, wenig erfolgreich verlaufen. Die lebensgeschichtliche Prägung hat unsere Körperwahrnehmung, unser Körpererleben und unseren Körperausdruck eingeschränkt, gebremst. Jeder einzelne ist unbewußt bemüht, schmerzhafte Situationen seiner Kindheit in seinem Erwachsenenalltag zu vermeiden, das heißt, er kann oft gar nicht merken, was ihm guttut. Auch wenn bioenergetische Übungen hilfreich sein können, so werden im Verlauf der Übung die alten Erlebens-, Verspannungs- und Blockierungsmuster von früher unbewußt reaktiviert. Man verschließt sich unbewußt, die Übungen bleiben wirkungslos.

Gruppenübungen verursachen möglicherweise Angst und Hemmungen innerhalb der Gruppe. Viele werden unsicher, wieder andere beziehen sich auf die Bemerkungen, Anweisungen und Kommentare des Gruppenleiters, so daß die Atmung verhaltener wird, die Übung in einem eingeschränkten Rahmen vollzogen und vielleicht sogar abgebrochen wird. In gewisser Hinsicht geht es allen in den Übungen ähnlich.

Die Anwesenheit und Wirkung anderer aktiviert unbewußt die Körpererfahrung. Man erlebt sich mit anderen, gegen andere und allein unter anderen. Nicht selten taucht im Laufe der Übungsabfolgen Konfliktstoff auf, der vielleicht zunächst mit der Situation in der Gruppe zu tun hat, bei eingehender Prüfung hingegen durch die körperlichen Voraussetzungen und die Körpererfahrung der Teilnehmer initiiert ist. Und hier liegt eine große Chance für das Üben im Dialog. Körper- und Konflikterfahrung werden bereichert um Lösungsversuche innerhalb der Gruppe oder der Einzeltherapie. Bestimmte Lösungsmuster früherer Entwicklungsphasen werden durch die Körperarbeit reaktiviert und in der Körperarbeit mit den anderen zum Ausdruck gebracht.

Üben Sie zu zweit oder in der Gruppe, initiieren und entwickeln Sie die Spannung im Dialog. Energetisch gesehen werden Impulse, die in Bewegung und Entwicklung gebracht wurden, in einem Austausch mit anderen Impulsen, die von außen kommen, gefördert, gewandelt und integriert.

Der zwischenmenschliche Dialog wird in der Bioenergetik also um den körperlichen Resonanz- und Erfahrungsboden bereichert. Und so beginnt auch das Leben! Ein körperlicher Organismus wächst in einem anderen!

Übung und Selbsteinschätzung

Die bioenergetische Arbeit ist grundsätzlich geprägt durch die Verbindung von Übung und der Verständigung über körperliche Prozesse. Im folgenden Kapitel werden einige Möglichkeiten aufgezeigt, wie Sie zentrale Funktionen Ihres Körpers gezielt erfahren können und selbst einschätzen lernen. Sie können die Übungen allein oder mit Ihrem Begleiter machen, wiederholen Sie sie immer wieder, um Änderungen zu registrieren. Im Laufe der Zeit finden Sie gewiß selbst zusätzliche Möglichkeiten, indem Sie einzelne Übungen ausbauen, aus anderen Übungsprogrammen ableiten oder Ihre Alltagserfahrungen ergänzend einbringen.

Der eigene Körper im Spiegel

Häufig sind wir nicht in der Lage, den eigenen Körper zu spüren. Leichter fällt es uns auf Grund optischer Eindrücke, ein Bild von uns zu bekommen. Sie bemerken wahrscheinlich während der Übungen, daß es gar nicht so einfach ist, meiner Empfehlung zu folgen, Körpersensationen einfach wahrzunehmen, den Körper zu erleben. Oft bemerken wir unseren Körper nur, sobald wir krank sind, Schmerzen empfinden oder bei Strapazierung des Körpers durch Massage, Training etc.

■ Stellen Sie sich in einer Entfernung von 2–3 m vor einen Spiegel, der groß genug ist, um den ganzen Körper abzubilden. Betrachten Sie sich. Was ist Ihr erster Eindruck bzw. Ihr erstes Gefühl, wenn Sie Ihren Körper im Spiegel sehen? Mögen Sie es oder schauen Sie weg? Wo beginnen Sie mit Ihrer Betrachtung, wo bleibt Ihr Blick hängen? Und wie geht es Ihnen jetzt, wie ist Ihre Stimmung? Sind Sie aufgeregt, ist es Ihnen peinlich oder sind Sie unbeteiligt und wollen nur einen Eindruck gewinnen?

Experimentieren Sie vor dem Spiegel, indem Sie die Knie leicht beugen oder in die Bogenhaltung gehen. Was passiert nun im Körper, was sehen Sie? Worauf ist Ihr Blick gerichtet?

Registrieren Sie die Impulse, die in Ihnen wach werden. Impulse, die mit Art und Weise der Betrachtung zu tun haben, mit dem Wunsch, zu beenden oder wegzuschauen und mit anderen aufkommenden Gefühlen. Wie wirkt das Betrachten Ihres Körpers im Spiegel auf Ihre Gedanken, was beschäftigt Sie?

Ändern Sie Ihre Körperhaltung, schauen Sie sich von verschiedenen Seiten an. Welche Informationen über Ihren Körper bekommen Sie, und wie betrachten Sie sich? Ist Ihr Blick ruhig, irrt er herum oder fixiert er bestimmte Bereiche?

Spielen Sie mit Ihrer Körperhaltung! Wählen Sie unterschiedliche Positionen, betrachten Sie Ihren Körper in den bioenergetischen Haltungen, schneiden Sie Grimassen oder hüpfen Sie vor dem Spiegel und betrachten Sie dabei Ihren Körper. Erzählen Sie Ihrem Begleiter davon, und machen Sie sich deutlich, welche Informationen Sie über Ihren Körper bekommen, welche Wirkung das Betrachten Ihres Spiegelbildes auf Sie hat und welche Impulse sich entwickeln! Nutzen Sie diese Eindrücke zum besseren Verständnis Ihres Körpers. Was ändert sich, wenn Sie sich in regelmäßigen Abständen im Spiegel betrachten?

■ Legen Sie sich hin, betrachten Sie Ihr Gesicht mit einem kleinen Spiegel (ca. 15 × 20 cm), dann halten Sie dabei die Arme hoch. Auch wenn die Arme nach einer Weile müde werden, halten Sie den Spiegel fest und betrachten Sie Ihre Augen, Ihr Gesicht, Ihre Mimik. Was sehen Sie, was für eine Wirkung geht von Ihren Augen und Ihrem Gesicht aus? Und welche Impulse entwickeln sich in Form von Fragen, von Gefühlen oder Gedanken?

Schließen Sie nach einer Weile die Augen, nehmen Sie die Arme und den Spiegel herunter, um nach einer Weile die Arme wieder hoch zu nehmen und Ihr Gesicht erneut zu betrachten. Wie geht es Ihnen, wenn Sie jetzt Ihre Augen und Ihr Gesicht sehen? Was ändert sich, wenn Sie die Augen weiter aufmachen, um Ihr Gesicht zu betrachten, oder aber die Augen zu kleinen Sehschlitzen verkleinern?

Sie sehen, daß der Spiegel in vielerlei Hinsicht hilfreich ist. Vielleicht verbessert sich im Laufe der Zeit nur Ihr Selbstvertrauen, sich im Spiegel zu betrachten. Selbstvertrauen vorm Spiegel heißt aber besseres Körpergefühl, besseres Körpervertrauen. Und dieses ist gewiß eine wesentliche Voraussetzung, den Körper im Alltag und während der Übungen zu spüren.

Der Körper in seiner lebensgeschichtlichen Entwicklung

Bioenergetik heißt, den Körper zu verstehen, den Körper zu bewegen und sein Erleben zu fördern. Die unterschiedlichen Informationen über den Körper auch dem Gruppenleiter oder den Teilnehmern mitzuteilen ist eine weitere wichtige Stütze bioenergetischer Arbeit.

Sie können die Körpererfahrung mit Ihrem Begleiter gemeinsam erarbeiten oder sich aber an den hier aufgeführten Fragen orientieren und eigenständig Ihr Erfahren erforschen. Es geht hier um die Anregung, sich eingehender mit Ihrem Körper, seiner Entwicklung und Ihren Bezugspersonen und bestimmten Ereignissen zu befassen. Das Fragen dient Ihnen, um sich mit Ihrem Körper anzufreunden, und es dient dem Gruppenleiter, um einen Eindruck von Ihrem Körper zu bekommen. Bioenergetische Arbeit ist nicht nur ein Übungsprogramm, sondern ein gemeinsames Verstehen des Körperausdrucks, der Körpersituation und Körpererfahrung.

Es gibt folgende vier Aspekte, deren Berücksichtigung Ihnen die Erfahrung Ihres Körpers erleichtern:

Situation heute

Was können Sie über Ihren Körper berichten? Wie geht es Ihnen, was machen Sie körperlich? Wie gestalten Sie Ihr Leben, wodurch wird es charakterisiert? Was sind typische Belastungs- und Konfliktsituationen für Sie? Sind Sie häufig gestreßt? Welches sind die Streß-Symptome, und wie gehen Sie damit um? Haben Sie bestimmte körperliche Schwächen, hervorgerufen durch Krankheit oder Verletzung?

Machen Sie eine Bestandsaufnahme über den Ist-Zustand Ihres Körpers!

Situation früher

Was können Sie über Ihren Körper in Ihrer Kindheit und Jugend erzählen? Welches waren Ihre zentralen Erfahrungen und Eindrücke? Waren Sie häufig krank und wurden Sie sogar operiert? Erzählen Sie von Ihrer Familie und anderen Bezugspersonen. Wie haben Sie als Kind gespielt, sich körperlich ausgedrückt? Wie hat sich Ihr Körper mit dem Erwachsen-Werden verändert? Gab es auch problematische Phasen? Und in welchen Stimmungen haben Sie sich ausgedrückt? Welche Ursachen erkennen Sie? Wie verlief Ihre körperliche und sexuelle Entwicklung in der Pubertät?

Es ist nicht wichtig, ob Sie die Eindrücke aus Ihrem Leben zusammenhängend darstellen; fühlen Sie sich ermutigt, durch die Befragung stimmungsvolle Eindrücke über Ihre Körperentwicklung auszudrücken. Vielleicht werden Ihnen auch Beziehungssituationen oder Lösungsmuster in Ihrem Leben deutlich, die mit Ihrer Körperentwicklung zusammenhängen.

Beobachtung durch den Begleiter

Der Begleiter beobachtet Sie, er fragt nur gelegentlich nach, um Sie anzuregen, sich mehr mit Ihrem Körper zu befassen. Vermeiden Sie Diskussionen, Deutungen oder vorschnelle Fragen, die die Ursachen eines bestimmten Verhaltens Ihres Partners aufklären sollen.

Was registrieren Sie als Begleiter bei der Beobachtung des Körpers Ihres Gegenübers? Was fällt auf? Verändert er während des Gesprächs seine Körperhaltung, seine Atmung? Schauen Sie sich an? Wie reagiert Ihr Gegenüber körperlich, wenn die Situation angespannt wird und er spürt, daß er beobachtet wird. Registrieren Sie Zusammenhänge! Wie geht es Ihnen, während Sie den Partner betrachten? Welche Wirkung geht auf Sie über? Sind Sie ruhig, angespannt oder erwartungsvoll?

Gespräch und Übungsbeginn

Sprechen Sie gemeinsam über die drei Schritte. Teilen Sie Ihrem Partner Ihre Beobachtung und Ihr Gefühl mit. Wie reagiert er nun, was tut sich körperlich, wie atmet er? Sicherlich rücken einige Aspekte in den Vordergrund, mit denen Sie sich eingehender befassen werden. Versuchen Sie gemeinsam, ein plastisches Bild vom Körper des Übenden zu bekommen, das sich aus den Körperinformationen, der Wirkung Ihres Beleiters auf Sie und Ihre Beziehung zueinander und unter Streß zusammensetzt.

Rücken einige Aspekte in den Vordergrund des Gesprächs, erscheinen sie als problematisch, fühlen Sie sich zum Üben ermutigt, und treffen Sie eine Entscheidung, in welchem Körperbereich begonnen werden soll. Auch wenn Sie im gemeinsamen Gespräch Verbindungen zum charakteranalytischen Verständnis in der Bioenergetik, auf das im letzten Teil des Buches eingegangen wird, herzustellen versuchen, so lassen Sie sich hierdurch nicht vorschnell beeinflussen. Beginnen Sie vorrangig innerhalb der Übungen, Ihre körperliche Befindlichkeit, Ihre Verspannungen, Ihre Streß-Symptome zu verändern, vergessen Sie schnell wieder die charakteranalytischen Aussagen. Nutzen Sie die charakteranalytischen Gesichtspunkte zur Erweiterung Ihrer eigenen Eindrücke, Ihrer Erfahrungen in den Übungen und im Gespräch.

Fangen Sie aber wieder an zu üben, atmen Sie, spüren Sie Ihre Körpersensationen, das Vibrieren. Der Kopf wird von allein frei!

Es gibt beim Fragen, im Gespräch und bei den Übungen zwei Leitlinien, an denen Sie sich orientieren können:

1. Wahrnehmung des Körpers
– «Lesen» des Körpers
– «Spekulationen» über den Körper
– Körperverhalten
– Spiegeln und Fremdeinschätzung

2. Analyse der Wahrnehmung
– Was passiert körperlich?

- Wie sind Ihr Gefühl/Ihre Gedanken?
- Auf wen/was ist das Gefühl gerichtet? (früher/heute)
- Was geschieht, wenn Ihr Begleiter anwesend ist und das mitbekommt?

Sie merken, daß die Weisheit *der Weg ist wichtiger als das Ziel* in der bioenergetischen Arbeit einen breiten Raum einnimmt. Gewiß sind die Informationen über den Körper und das daraus resultierende Bedürfnis nach Übung interessant. Wenn Sie jedoch nur halbherzig ein Übungsprogramm absolvieren, teilen Sie Ihren Körper in gesunde, kranke, verspannte und nichtverspannte Teile auf, bis Sie der Illusion nachgehen, dem Körper etwas Gutes angetan zu haben. Die bioenergetische Körperarbeit geht von den Körperinformationen und ihren Bedürfnissen aus. Sie werden zu einem Körpererfahrungs- und Verstehensprozeß ermutigt. Diesen Prozeß lebendig, das heißt in Bewegung zu halten, ist eines der wesentlichen Ziele der Bioenergetik. Lebendig sein, heißt: Lust und Lebensfreude zu spüren, sich am Leben zu beteiligen und nicht in chronischer Verspannung oder in Streßhaltungen zu erstarren!

Bioenergetisches Aufwärmen

Ich möchte Ihnen den Rahmen der Aufwärmphase erläutern, der für Einzelpersonen oder Gruppen entwickelt wurde. Er ist so angelegt, daß jeder seine eigenen Erfahrungen in den Übungen machen kann. Vergessen Sie nicht, den ganzen Organismus mit einzubeziehen. Sie werden beeindruckt sein von den Regungen Ihres Körpers, den aufkommenden Gefühlen und Gedanken.

Der von mir vorgeschlagene Rahmen ist nicht verpflichtend, variieren Sie ihn entsprechend Ihres körperlichen Erlebens und der Beziehung zwischen Ihnen und Ihrem Begleiter. Wenn Sie merken, daß Sie den einen oder anderen vorgeschlagenen Gesichtspunkt aus dem Auge verlieren, vernachlässigen oder sogar vermeiden, rufen Sie sich die Empfehlungen wieder ins Gedächtnis, um sie für die Gestaltung Ihrer eigenen Aufwärmphase zu nutzen. Ich verstehe die Aufwärmphase als Abfolge von körperlich-energetischen Notwendigkeiten.

Die Eingangsphase in der Körperarbeit ist sehr wichtig. Die Bewegungen wie Dehnen, Strecken, Belasten, Bewegen, Zittern und Vibrieren des Körpers lassen uns den Körper spüren, gleichzeitig ist hier ein erster Schritt der Selbstwahrnehmung, Beobachtung und Diagnose möglich.

In der Regel dauert das Aufwärmen in der Gruppe 45–60 Minuten. Durch Lockerungs- und Anspannungsübungen wird der ganze Körper einbezogen. Unter Streß wird die Spannung erhöht und der Körper energetisch aufgeladen. Dies spüren die Teilnehmer. Sie bewegen sich und «vibrieren», um so die Spannung zu entladen. Jeder findet dabei Zeit und Gelegenheit wahrzunehmen, wo und welche körperlichen Sensationen auftauchen, ohne es gleich mit einer Ursachenerklärung zu verbinden. In dieser Phase hat der Gruppenleiter die Möglichkeit, sich auf die Gruppe einzustimmen und von dem Verhalten des einzelnen, seiner Mimik und Beweglichkeit, ein Bild zu machen. Er bekommt einen Eindruck von der Gruppe und ihrer Belastbarkeit, ihrer Bereitschaft, etwas mitzumachen, ihrer Neigung zu sprechen oder in Abwehrhaltung und Widerstand zu gehen. Ebenso besteht hier die Möglichkeit, einen ersten Eindruck von der Bedürftigkeit, den Problemen einzelner zu gewinnen. Aufwärmen bedeutet: Lockerung des Körpers, Vertrautwerden mit der Körperarbeit und der Gruppe.

Zwischen den Übungen fragt der Begleiter immer wieder nach und bittet um Rückmeldung über das Befinden des Körpers, wie es sich ausdrückt und woran man denkt.

Einige der Leitgedanken der anfänglichen Übungen sollten noch einmal skizziert werden. Sie stellen eine Auswahl dar und haben sich als brauchbar erwiesen. Bedeutend ist im Rahmen der Bioenergetik der Aufbau von den Füßen zum Kopf. Beginnen Sie mit Übungen für die Füße, für die Zehen, die Knöchel, die Beine, die Gelenke, um dann den Bauch-Becken-Raum einzubeziehen, den Oberkörper, den Brustraum, die Schultern und Arme, die Hände, Finger, schließlich den Nacken, den Kopf und das Gesicht.

Durch das Bewegen der Beine sollte der Bodenkontakt gestärkt, aufgeladen und geerdet werden. Vibrationen und Zittern sind spürbar. Die Einbeziehung von Becken, Bauch, Rumpf und Brustbereich verstärken das Ich-Gefühl und die Tiefe einzelner Gefühle, während die Arbeit mit den Armen, den Händen, den Fingern, den Schultern die Erfahrung von Ermüdung, Belastung, Halten und Loslassen bewirkt. Die Arbeit am Nacken, Kopf und Gesicht ermöglicht die Erfahrung der Verbindung/Trennung von Kopf und dem übrigen Körper, hier wird die Grenze zwischen Kontrolle und Durchsetzung des Willens andererseits deutlich. Die Arbeit am Gesicht befreit vielfach, belustigt, macht aber auch verlegen und vermittelt das Gefühl von Scham.

Die wechselnde Bewegung der unterschiedlichen Körperteile wird an die Erdungsarbeit angeschlossen, so kann man mit den Füßen beginnen, um dann am Nacken zu arbeiten, zu den Knien gehen und dann zu den Schultern etc. Man bleibt nicht an einem Körpersegment, sondern arbeitet alternierend, so wird der Körper viel leichter in Bewegung, Verunsicherung, Mobilisierung gebracht. Der Körper wird nicht wie zuvor Stück für Stück systematisch von unten nach oben in Bewegung gesetzt.

Eine dritte, direktere Form der Energiemobilisierung ist das Bemühen, den Körper gleichzeitig überall aufzuladen: Die Gruppenteilnehmer werden gebeten zu hopsen, auch vor den anderen Gruppenmitgliedern und sich dabei anzusehen, vielleicht dabei mit den Armen zu schlagen oder Töne hervorzubringen. Eine weitere Möglichkeit, den ganzen Körper zu mobilisieren, ist, im Liegen mit den Beinen und Armen gleichzeitig zu schlagen.

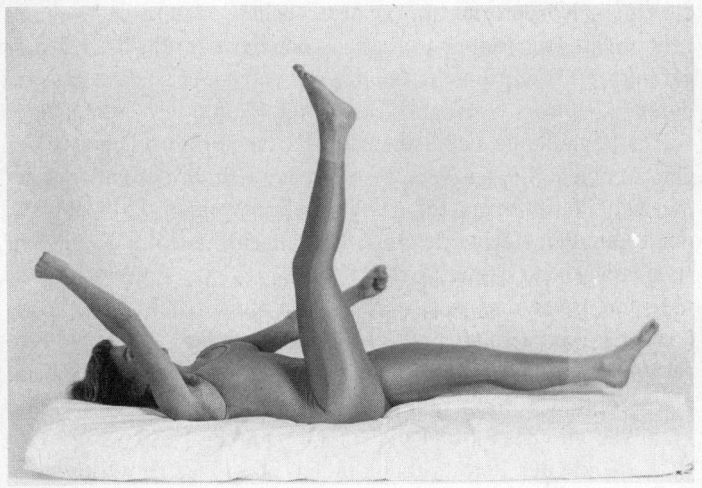

Das Hopsen mobilisiert die Körperenergie, vertieft die Atmung, fördert auch die Stimmung in der Gruppe. Hopsen die Teilnehmer der Gruppe abwechselnd voreinander, kommt sehr viel Energie und Lebendigkeit in die Gruppe.

Sie werden sicherlich bemerkt haben, daß hier verschiedene Ebenen miteinander verknüpft werden. Die individuelle Ebene, das heißt die direkte Entladung der angesammelten Energie im Körper des einzelnen wird ergänzt durch die Arbeit innerhalb der Gruppe, dort kann die Entladung ebenso erfolgen, so kommt es zur Bildung eines energievollen Bodens in der Gruppe.

Wird die Gruppe allmählich miteinander vertraut, so kann sie zu

Partnerübungen zu zweit oder zu dritt übergehen. Eine Partnerübung ist ein günstiges Mittel, um den allgemeinen, vielleicht anonymen Rahmen in der Gruppe zu verlassen. Hierdurch wird Nähe, Intimität, persönlicher Austausch ermöglicht. Eine Partnerübung ist für beide sehr interessant, da beide Partner einander unterstützen. Der Übende erfährt seinen Körper, mobilisiert die Energie, dehnt ihn, indem er zuläßt, daß ein anderer seinen Körper bewegt. In unserer Gesellschaft ist es nicht üblich, sich jemandem hinzugeben, sein körperliches Wohlergehen einem anderen zu übertragen und im Beisein und Austausch mit einem Partner die eigene Körpererfahrung zu ermöglichen. Man kann sagen: Es geht um die Wechselbeziehung zwischen Erweiterung des Körpergefühls und Erfahrung der Grenze von Nähe und Distanz zum anderen.

Der begleitende oder stützende Partner erfährt sich in einer ganz neuen Rolle. Er ist aufgerufen, den Körper des anderen genau zu beobachten und seine Grenzen zu erkennen. Es kann spannend sein, den Körper des anderen zu beeinflussen, ihn vielleicht zu massieren, zu halten, zu strecken.

Je intensiver und persönlicher die Partnerarbeit wird, je genauer die Beobachtung und Aufmerksamkeit für Signale und Prozesse im Körper des Übenden und je bewußter das Miterleben und Nachempfinden durch den Begleiter ist, desto respektvoller und kreativer wird das Partnerspiel.

Das Ende der Partnerübung bildet ein kurzer Erfahrungsaustausch unter den Partnern.

Begleitend stellen sich folgende Fragen:
– Wie gehen die Partner mit der körperlichen Grenze des anderen um?
– Wie lebendig ist der Erfahrungsaustausch im Anschluß?
– Wird bei den Übungen viel gesprochen?

Die Tatsache, daß körperlich-energetische Probleme in der Regel segmentartig auftauchen, besagt zum einen, daß Schwierigkeiten, die sich an der Vorderseite des Körpers entwickeln, auch an der Seite und am Rücken zu vermuten sind. Man sollte also immer nach einer Dehnung (Bogenhaltung) zur Gegendehnung und Entlastung der Wirbelsäule übergehen. Zum anderen sollte die überschüssige Energie im oberen Bereich des Körpers nicht noch zusätzlich erhöht werden, ohne die Möglichkeit der Entladung zum Beispiel des Groundings (siehe nächstes Kapitel) zu haben. Die Notwendigkeit einer bestimmten Segmentübung ergibt sich also aus der einer anderen.

Bestimmte Bemerkungen in der Gruppe, Schwierigkeiten und bestimmte Ausdrucksformen in einer Übung können ein Indiz für ein aufkommendes Problem sein. Berichtet jemand von Schwindelgefühlen, von Schmerzen oder etwas anderem, so ist das ein Beleg dafür, daß zuviel Energie vorhanden ist. Schmerzen die Beine, so haben die Gruppenteilnehmer zu lange auf den Beinen gestanden. Diese Phänomene sollten bei den nächsten Übungen auf jeden Fall berücksichtigt werden, möglicherweise durch wiederholtes Grounding oder das Anwenden der Übungen im Liegen.

Phasenabfolge im Warming-up:
- Zu Anfang stehen Energiemobilisierung, die Bewegung des Körpers und die Streßaktivierung im Vordergrund, um die Spannung des Körpers zu erhöhen.
- Die Streßaktivierung ist notwendige Voraussetzung, Bestandteil der Wahrnehmung und des körperlichen Erlebens. Es kommt zu Schmerzen, Verspannungen, Verunsicherung und zur Hemmung der aufkommenden, dann aber zurückgehaltenen Gefühle.
- Wird dieses Phänomen in der Körperarbeit verstärkt und fortgesetzt, so kann das Gefühl der völligen Isolation entstehen. Die Streßbekämpfung ruft möglicherweise eine künstliche Situation hervor, in der versucht wird, den Streß abzuwehren und sich hinter einem Gefühl von vermeintlicher Ruhe und Entspannung zu verstecken – so als sei nichts gewesen.
- Werden die Spannungsmomente durch Weiterarbeit intensiviert, kommt es zu ersten spontanen autonomen und überraschenden Reaktionen. Die Spannung scheint umzukippen. Es erfolgt Streßentladung und Streßabfuhr.
- Die Folgen der nächsten Phase, die zur Streßbesänftigung

führen, sind körperliche Entspannung und Bewegung, gefühls-mäßige Erlösung und Verbindung.

▪ Wenn Sie sich Zeit nehmen, werden Sie die Ereignisse des heutigen und früheren Lebens, die Reaktionen Ihres Körpers besser verstehen. Verstehen bedeutet, Verantwortung zu tragen.

▪ Die letzte Phase fordert die persönliche Bilanz! Sie wird gekennzeichnet durch die Bereitschaft, sich mit der eigenen Streßhaltung näher auseinanderzusetzen. Streßvorbeugung umfaßt die Erörterung persönlicher Entscheidungsprobleme, die vorhandenen Wahlmöglichkeiten und das konkrete Handeln im Alltag. Sie bedeutet Befähigung des Körpers zur Regeneration, Stärkung der Persönlichkeit, verantwortungsvolles Wählen und Entscheiden und bewußtes Handeln, indem Einfluß genommen wird auf die streßauslösenden Momente des Alltags.

Das Warming-up dient der Erhöhung der Spannung, der Mobilisierung der Energie, der Verdichtung von Gedanken und Gefühlen; es ist keine Therapie.

Zweckmäßig erscheint es, das Warming-up durch den Elefanten (siehe nächstes Kapitel) oder durch Übungen im Liegen zu beenden. Der nach vorn gerichtete Bogen und die Lockerung des Nackens ermöglichen eine Entladung, eine Annäherung an den Boden und vermindert so – teilweise – die Kontrolle im Kopf. Das Liegen mobilisiert regressive Gefühle und Gedanken, bildet einen Gegenpol zu den Anstrengungen während des Stehens und ist einfach ruhig und erholsam.

Wenn durch das Warming-up genügend Spannung und Energie aufgebaut werden, ist es notwendig, diese Energie zu verarbeiten, um so ein unnötiges Blockieren von Energie zu verhindern. Die Mobilisierung, das Fühlen und Einschätzen der Energie, schaffen die Grundlage der Konfliktarbeit. Diskutieren Sie in dieser Phase, nutzen Sie sie zum Nachdenken!

Sammeln Sie genügend Indizien, die der Selbsteinschätzung und Diagnostik dienen. Sprechen Sie mit Ihrem Partner oder mit dem Begleiter in der Gruppe darüber, so werden Sie sicherlich Anregungen für weitere Übungen finden und das, was Ihnen guttut, spüren. Die Übungen umfassen immer mindestens drei Aspekte, den praktisch-übenden, den erlebenden und den diagnostischen Aspekt. Der Bogen ist ein hervorragendes diagnostisches Mittel, da er den Körper unter Anspannung bringt und so zu einer Mobilisierung der Energie führt. Die Art und Weise, wie der Bogen ausgeführt wird, gibt Aufschluß über zentrale körperlich-energetische Schwierigkeiten/Potentiale und Wesensmerkmale. Bioenergetische Körperarbeit heißt neben der Arbeit am und mit dem Körper auch Intensivierung der Wahrnehmung, des Körpergefühls und Austauschs im Gespräch darüber. Anfangs haben die meisten Schwierigkeiten zu schildern, was im Körper passiert, zu welchen Sensationen es kommt, was sie erleben oder woran sie denken. Einige schweigen, einige wissen nicht, ob das, was sie sagen möchten, hierhin gehört, andere sind verlegen oder schämen sich. Die Ermutigung, einfach einmal über die Erlebnisse zu berichten, ist als Stütze gedacht, sich die Regungen des Körpers einzugestehen, auch wenn es noch so seltsam anmutet, es kann aber der Gestaltung der Körperarbeit dienlich sein.

Daneben gibt es natürlich auch die Möglichkeit, die Erfahrungen niederzuschreiben. Lesen Sie einige Tage später Ihre Notizen. Verzichten Sie darauf, ganze Tagebücher oder Romane zu schreiben. Fassen Sie sich aber nicht zu kurz und drücken Sie das Wichtigste aus.

Trotzdem werden Sie im Laufe der Zeit Schwierigkeiten haben oder einen inneren Widerstand spüren, sich auf eine Übung einzulassen. Der Widerstand hat verschiedene Ursachen. Er kann Resultat einer Stimmung in der Gruppe sein, der sich in der Ablehnung bestimmter Übungen, durch die Bildung versteckter Gefühle und Konflikte äußert, oder aber auch das Bedürfnis nach Schutz ausdrücken.

Widerstand muß nicht unbedingt zum Problem erhoben werden. Oft ist es gerade hilfreich, dem Übenden die Möglichkeit zu geben, seinen Widerstand körperlich auszudrücken und ihn mit all den vielleicht «lustvollen» Gefühlen zu erleben. Manchmal entspricht es auch einem Spiel der Kinder: Man demonstriert Widerstand, um sich von den anderen abzugrenzen.

Problematischer ist es, wenn bei persönlichen Abwehrhaltungen Widerstand in der Gruppe auftaucht; er wird dann zum diagnostischen Impuls. Vielleicht werden durch die Übungen grundsätzliche Gefühle, Erinnerungen und Konfliktanteile wachgerufen. Um sie abzuwehren, fangen die Gruppenteilnehmer an, unruhig zu werden. Sie lassen sich so von den Bedürfnissen des Körpers ablenken.

Widerstand, der sich mit der Körpererfahrung bildet, drängt zum Ausdruck und zur Antwort. Mit dem nächsten Schritt läßt sich ein Teil des Widerstands verarbeiten.

Die Arbeit an den einzelnen Segmenten stellt ein fortgeschrittenes Stadium der Körperarbeit im Warming-up dar.

Achten Sie darauf, daß die Gruppe sich kennt, auf den guten Kontakt unter den Teilnehmern und zwischen den Übenden und Begleiter. Nur wenn Sie selbst Vertrauen haben, machen Sie eine vertiefte Körpererfahrung möglich. Einerseits ist es ein notwendiger Schritt, im Rahmen der Arbeit mit Streß, Energiemobilisierung und Verdichtung der Körpererfahrung den spannungsvollen und konfliktbehafteten Momenten Raum zu geben, damit Sie sich entwickeln können, körperlich gespürt, ausgedrückt und im Zusammensein mit anderen erlebt werden können. Andererseits werden Sie, auch wenn Sie noch so gut darauf achten und vorbereitet sind, nicht vermeiden können, daß einzelne Teilnehmer besondere Konflikte aufwerfen.

Die Übungsmethoden sind ähnlich wie beim Widerstand. Die konflikthaften Anteile tauchen auf, werden respektiert, ohne daß im einzelnen darauf eingegangen oder mit ihnen gearbeitet werden muß.

Wenn jemand weint, sehr wütend wird oder sich anderweitig ausdrückt, so sollte man ihn durch Anwesenheit stützen. Auf jeden Fall sollte vermieden werden, die Konfliktmomente zu fördern oder gar zu deuten. Blicken Sie ihm in die Augen. Lockern Sie ihm den Nacken, halten Sie ihm einfach nur seine Füße, oder legen Sie ihm Ihre Hand auf seinen Unterarm. Der Übende spürt, daß er sich ausdrücken darf, ohne dabei allein zu sein.

Je ruhiger, ausgeglichener und vorsichtiger der Gruppenleiter ist, desto weniger spannungsgeladen und theatralisch wird der Ausdruck und die Körpererfahrung des Übenden. Es gibt anscheinend einen inneren Regelungs- bzw. Schutzmechanismus, der, wenn die Energie sehr stark mobilisiert worden ist und sie spürbar wird, durch den Organismus reguliert wird. Wann immer Sie theatralische, aufgewühlte oder herbeigezauberte Wirkungen spüren, scheuen Sie sich nicht, den Übenden zu bitten, die Augen zu öffnen, um Sie anzusehen. Scheuen Sie sich nicht davor, mit ihm einfach darüber zu sprechen, oder aber fordern Sie ihn auf, die Übung abzubrechen. Dies ist immer noch besser als ein Prozeß, den Sie nicht verstehen und steuern können. Sprechen Sie anschließend darüber, und lauschen Sie vor allem auf die Rückmeldung der anderen in der Gruppe. Viele Augen sehen mehr und können Ihnen eine Stütze sein.

Mein Anliegen ist nicht Tips zur Gymnastik zu geben, sondern die ansteigende Spannung, die Mobilisierung der Energie, das Überleiten von einer Ebene zur anderen, den vielleicht noch geheimnisvollen Beginn eines Gruppenthemas zu inszenieren und auf das Wachrütteln und Entwickeln von Impulsen zu zielen. Wenn ich der Entwicklung von Impulsen und deren körperlichen Ausdruck Raum und Zeit gebe, werden die Übungssequenzen im Warming-up hoffentlich eine persönliche Ebene berühren. Die bioenergetischen Übungen oder das bioenergetische Warming-up entsprechen keinem Sportprogramm oder einem gymnastischen Training! Auch wenn Sie weiterhin in Ihrer Sport- oder Gymnastikgruppe bleiben wollen (Ski-Gymnastik, Konditionstraining, o. ä.), vergessen Sie nie die Leitlinien der bioenergetischen Arbeit. Dann kann die Körpererfahrung ganz anders verlaufen als früher.

Unabhängig davon, ob Sie immer wieder neue Übungen ausprobieren oder einige wenige wiederholen, wird Ihr Gefühl, Ihr Konflikterleben jedesmal anders sein.

Sie werden sich sicherlich fragen, ob das Berühren der persönlichen Ebene die Gefahr in sich birgt, daß jemand zu weit geht oder ein Konflikt hervorgerufen wird. Sie fragen sich das zu Recht. Wenn Sie diese Frage im Laufe der Übungssequenzen nicht vergessen, werden Sie achtsam und vorsichtig genug sein können.

Stellen Sie sich vor, Sie werfen einen flachen Stein über die Wasseroberfläche eines kleinen Sees, um ihn mehrmals springen zu lassen, und stellen Sie sich weiter vor, etwas fällt ins Wasser, und es wird ein heftiger Wellenschlag verursacht, der aber, je länger er sich vom Einschlagsort entfernt, immer zarter, schwächer und harmonischer wird. So verhält es sich mit den Wirkungen in den Übungen.

Und doch haben die meisten Menschen, bei denen unerwartete, ungewünschte Gefühle auftauchen, Angst, diese zuzulassen oder die anderer mitzuerleben. Gefühl birgt aber nicht automatisch eine Gefahr in sich. Auch hier gilt, wenn Sie unsicher sind, wenn Sie Angst haben, wenn Sie vorsichtig sein wollen, suchen Sie das Gespräch zu anderen Teilnehmern. Diskutieren Sie Ihr Erleben, und entscheiden Sie gemeinsam, wie es weitergehen kann.

Die Bedeutung der Zeit innerhalb des Übungsrahmens wurde bereits angeschnitten. Während zu Beginn mehr geübt wird und weniger Zeit zum Ausruhen da ist, verschiebt sich im Verlauf der Zeit das Verhältnis zwischen Übung und Zeit/Ruhepause, gleichzeitig verschiebt sich die Ausgangshaltung bei den Übungen. Zu Anfang wird im Stehen, im Hocken, im Knien und weniger im Liegen gearbeitet. Die Liegeposition wird später genutzt, um regressive Gefühle, Erinnerungen und Gedanken aufkommen zu lassen und ihre Kontrolle zu mindern.

Eine weitere Möglichkeit, tiefer, daß heißt direkter, gefühlvoller und energetischer zu arbeiten, ist, eine Übung mehrfach zu wiederholen.

Bitte legen Sie sich hin und trampeln Sie mit den Füßen, bis die Beine ermüdet sind. Trampeln Sie, machen Sie eine Pause. Wiederholen Sie dies einige Male. Was rüttelt diese Körpererfahrung, die Ermüdung, die Anstrengung in Ihnen wach? Dieser Arbeitsschritt kann konflikteinleitend, energiemobilisierend, verdichtend wirken, auf jeden Fall ist ein Gespräch zwischen Begleiter und Übenden erforderlich. Die Verlängerung der Ruhepausen, der alternierende Wechsel von Übung, Ermüdung und Pause, dient auch der neuro-physiologischen Neuorientierung, der Beeinflussung der organismischen Selbstregulierung.

Die Wiederholung, das Verlangsamen, Beschleunigen der zeitlichen Abstände, wirken auf den Muskelapparat, die Atmung, den Stoffwechsel, die Herztätigkeit, aber vor allem auf die neuro-physiologische Verknüpfung im Gehirn. Der Organismus erfährt sich für eine Weile in einem neuen Organisations- und Wirkungszusammenhang. An einer Stelle wird ein neues Moment in den geschlossenen Kreislauf eingefügt, mit der Notwendigkeit, daß der ganze Körper sich darauf einrichtet.

Und hier liegt gerade einer der wesentlichen Vorteile der bioenergetischen Arbeit: der Körper wird «ermutigt», sich neu zu gestalten, indem Raum gegeben wird für autonome Körperreaktionen, für organismische Selbstregulierung, neuro-physiologische Verknüpfungen und auch für Gefühle und Aspekte der lebensgeschichtlichen Prägung.

Ein neuer und zentraler Gedanke der Streßbewältigung ist, daß der Mensch, der die körperlichen Vorgänge nicht nur erlebt und übt, sondern sie auch versteht und auf sein aktuelles Leben bezieht.

Streßbewältigung ist keine Erfindung der Bioenergetik und bedeutet: sich für sein Wohlergehen zu entscheiden, Verantwortung zu übernehmen – gerade auch im Hinblick auf das Streßgeschehen im Alltag.

Im fortgeschrittenen Stadium des Warming-up verändert sich der Ablauf: Es geht nicht mehr nur um eine allgemeine Übung mit dem Körper, um die Energiemobilisierung, sondern um die gezielte Verknüpfung von körperlichen Vorgängen mit der Suche nach den jeweils individuellen Aspekten, Gefühlen und Erinnerungen.

Zwei Übungsmöglichkeiten sind:
1. Bitte legen Sie sich hin. Nun gibt es drei Möglichkeiten, sich zu bewegen, die Energie zu mobilisieren und zum Ausdruck zu bringen: trampeln Sie mit den Füßen, Klopfen mit dem Becken, schlagen Sie mit den Armen, immer im Wechsel, aber ohne Pause. Die Übung wird in der Gruppe ganz unterschiedlich verlaufen und verschiedene Wirkungen zeigen. Der eine hat mehr Spaß oder mehr Schwierigkeiten zu trampeln, der andere mit dem Becken zu klopfen und wieder ein anderer mit den Armen zu schlagen. Indem der alternierende Wechsel von Schlagen, Trampeln und Beckenklopfen erfolgt, der von den Teilnehmern selbst

bestimmt wird, wird die Möglichkeit geschaffen, den Körper ganzheitlich zu mobilisieren und sich ganzheitlich zu erfahren. Hierdurch erhält jeder die Chance, sich «neuro-physiologisch zu sortieren». Jeder wird seine individuelle Vorliebe oder besondere Schwierigkeiten in bezug auf eine der drei Möglichkeiten entdecken. Hier wird der allgemeine Rahmen im Warming-up um die persönliche Erfahrung und Entwicklung ergänzt.

2. Eine zweite Möglichkeit stellt eine Übungssequenz dar, in der unterschiedliche Körperhaltungen, Bewegungen und der gefühlsmäßige Ausdruck zu einer lebensgeschichtlich-orientierten Abfolge formiert werden.

Der neuro-physiologische Kreislauf wird bereichert durch den Prozeß des Erinnerns. Die Teilnehmer beginnen, Einfluß auf ihre Befindlichkeit, ihre Erlebnisfähigkeit und körperliche Kompetenz zu nehmen, indem sie sich in körperlichen und gefühlsmäßigen Zusammenhängen erleben und die Ausdrucksweise, den Grad an Beweglichkeit oder Zurückhaltung selbst bestimmen. Auch hier ist im Anschluß an die Übung – hat sich das energetisch-emotionale Thema verdichtet – eine eingehende Besprechung erforderlich. Sie dient jetzt der Verbesserung der Fähigkeit zur Selbstdiagnostik.

Die Arbeit setzt sich in der Regel aus vielen solcher Sequenzen zusammen. Es ist dabei nicht so, daß die Erfahrung in einer Phasenabfolge ausreicht, um die innere Streßhaltung entscheidend zu beeinflussen. Vielmehr kommt es darauf an, in mehreren kleinen Schritten die Schwierigkeiten zu üben und vor allen Dingen, den Körper neu zu modellieren, so daß ein guter Nährboden entsteht, der eine Regeneration möglich macht. Im Laufe dieser Sequenzen kann es natürlich zu Schwierigkeiten innerhalb der Gruppe kommen: ihre charakterbezogenen Ursachen werden im hinteren Teil dieses Bandes erläutert.

Je persönlicher Sie sich mit dem Geschehen und den körperlichen Vorgängen verbunden fühlen, desto eher ist die Chance gegeben, daß sich mehr und mehr Teilnehmer in der Gruppe betroffen fühlen. Es scheint, als würden allmählich alle etwas einbringen.

Achten Sie bei der Beendigung des Übungsprogramms immer auf die mobilisierte Energie, eine abschließende Ruhephase, Ihre Stimmung und das gemeinsame Gespräch. Brechen Sie nie eine Übung ab, schicken Sie die anderen nicht nach Hause, solange das Training unvollständig durchgeführt wurde oder wenn Sie selber vielleicht Angst haben, weil zuviel Konfliktstoff aufgebrochen ist.

Angst und Furcht sind zwei lebensnotwendige und lebensbedingende Gefühle. Jeder Wunsch, jedes Suchen, jede Entwicklung ist immer mit Angst, mit Furcht verbunden. Man kann sagen, Entwicklung und Veränderung entstehen aus dem Spannungsverhältnis zwischen Wunsch und Angst. Wie in dem Kapitel zur Charakterentwicklung dargestellt wird, macht jeder in seinem Leben die Erfahrung, daß zentrale Wünsche zu bestimmten Zeiten der Entwicklung nicht erfüllt werden. Man erleidet Entbehrungen, Frustrationen, Strafe, und man beginnt im Laufe der Zeit, neue Wünsche zu äußern – trotz der Furcht und Angst vor der Nicht-Erfüllung, vor der Zurückweisung, der Unterdrückung und Nichtbeachtung. Jeder entwickelt innere, unbewußte Leitsätze, die in Zukunft das Leben zu regeln scheinen. Leitsätze wie: «Wenn ich mich öffne, werde ich in meinem Wesen abgelehnt und gefühlsmäßig vernichtet» oder «Wenn ich mich öffne, dann ist sowieso keiner da, der mich beachtet» oder «Wenn ich mich öffne, dann werd ich sowieso verletzt» u. a.

Angst ist also «ein normales Gefühl». Respektieren Sie die Angst bei sich und anderen. Empfinden Sie sie als schützend, weil Sie eine schlimme Erfahrung nicht noch einmal machen müssen, und gleichzeitig als Hindernis bei der Entwicklung neuer Lebensregeln.Und hier wieder der Rat: hören Sie dem anderen zu, wenn er von sich und seinen Ängsten erzählt. Erörtern Sie immer die schützenden und behindernden Aspekte!

Übung und Streß

Die Bioenergetik hilft, den Körper zu spüren, die eigene Vitalität auszudrücken und als Reservoir von Kraft und Lebensfreude zu nutzen. Das Eigentümliche bei Streß ist jedoch, daß die Wahrnehmungsfähigkeit und die Möglichkeit des Ausdrucks eingeschränkt sind. Sie werden zu Recht fragen, wie Sie unter Streß Körperwahrnehmung, Verstehen und Selbsteinschätzung fruchtbar miteinander vereinen können. Denn Sie wissen ja aus Ihrem Alltag von den damit verbundenen Problemen. Fühlen Sie sich ermutigt, mit einer typischen bioenergetischen Übung anzufangen, um den Körper in eine Streßposition zu bringen, den Körper in seinem Wechselspiel von Lebendigkeit und Widerstand zu erleben, körperliche Blockierungen in ihrer Berechtigung anzuerkennen und vertraut zu werden mit einigen Wirkungsprinzipien der Bioenergetik.

Stellen Sie sich in die Grundstellung. Die Füße sind ca. 25 cm auseinander, die Beine leicht gebeugt. Nehmen Sie die Bogenhaltung ein: Legen Sie Ihre Fäuste auf den oberen Beckenrand, und schieben Sie das Becken etwas nach vorn, so daß der Körper wie ein Bogen gespannt ist. Der Kopf bleibt aufrecht. Augen und Mund sind geöffnet. Verweilen Sie in dieser Haltung und erleben Sie, wie der Körper sich allmählich verspannt. Sie werden sich jeweils an ganz unterschiedlicher Stelle im Körper wohl oder unwohl fühlen. Oft werden einzelne Muskelpartien verspannt, es tauchen Schmerzen auf. Die Atmung wird eingeschränkt. Unter Umständen spüren Sie einen Widerstand in dieser Haltung.

Bleiben Sie etwas länger in dieser Bogenhaltung (3–5 Atemzüge). Was passiert im Körper? Woran denken Sie? Wie fühlen Sie sich?

Beugen Sie sich vorsichtig nach vorn, so daß Oberkörper, Schulter und Kopf aushängen können. Die Finger berühren den Boden zwecks Balance. Die Knie sind leicht gebeugt (Elefantenhaltung). Bleiben Sie in dieser Haltung, auch wenn die Spannung größer wird. Kommen Sie dann langsam, Wirbel für Wirbel, wieder hoch.

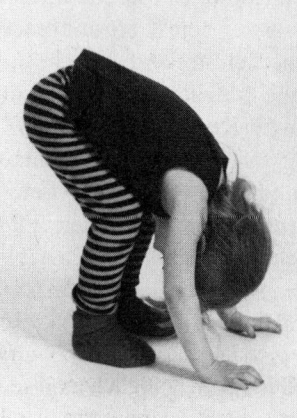

Wie war diese Erfahrung für Sie? Nehmen Sie diese Übung als eine Möglichkeit, den eigenen Körper unter Streß zu erleben, sobald sich ein Spannungsverhältnis zwischen Vitalität und Widerstand zu entwickeln beginnt. Beides ist berechtigt. Vitalität zeigt Ihnen Ihre Kraft, Wege verfolgen und entwickeln zu können, sich zu entfalten, zu genießen und auch innerlich loszulassen. Der Widerstand ist sowohl Reaktion auf die ansteigende Belastung als auch Schutzmechanismus, um sich dem Streß nicht zu weit auszusetzen und rechtzeitig aufzuhören. Sie werden im Laufe des Buches mehr über die Hintergründe Ihrer eigenen Vitalität und Widerstände erfahren.

In der Bioenergetik wird viel mit Streßpositionen gearbeitet. Der Bogen und die Elefantenhaltung veranschaulichen die wesentlichen Wirkungsprinzipien bioenergetischer Arbeit. Die wie folgt lauten:

- Erhöhung der Spannung
- Verdichtung der Erfahrung, des Erlebens
- Mittel zur Selbsteinschätzung und Diagnose
- Entwicklung von Impulsen zur Aktivierung des Körpers
- Anregung zum Wechseln von einer Ebene zur anderen
- Erfahrung persönlicher Grenzen

Lassen Sie mich aber noch etwas mehr zum Verhältnis von Streß und bioenergetischen Übungen sagen – jeder kennt das Wort Streß, fast jeder leidet unter Streß. Die Bestimmung des Begriffs Streß ist nicht einfach, denn Streß selbst ist im Grunde genommen nicht das Problem, um das es geht. Das Leben ist gekennzeichnet durch Freude, Glück, aber auch durch Belastung, Konflikte und Krisen, die schließlich im Streßverhalten münden, so daß die Situation scheinbar gemeistert werden kann. Ist die Situation vorbei, kann sich der Organismus wieder normalisieren.

Jeder klagt über Streß-Symptome und möchte den Streß am liebsten sofort loswerden. Streß wird in der Regel erst in einer Ruhephase spürbar. Man beklagt sich über die Anstrengungen im Alltag, über belastende Gedanken, möglicherweise über Schlaf- und Verdauungsstörungen. Obwohl der äußere Streß wie Arbeit, Berufsverkehr oder manch positives Ereignis vorbei ist, wirken die Folgen bis in die Ruhe- und Erholungsphase hinein. Man kann fast sagen, Freizeit und Erholung werden zum Streß, da man trotz des bewußten Erlebens der Streßauswirkungen bemüht ist, so schnell wie möglich alles von sich zu weisen. Ein häufiger Weg führt zum Arzt, um sich Medikamente verschreiben zu lassen, die gegen die Symptome wirken sollen. Oder man versucht, auf Biegen und Brechen durch Beruhigungs- und Entspannungstechniken den Streß zu überwinden, ohne zu realisieren, daß der Streß unter einem anderen Vorzeichen wieder aufflackern kann. Für viele ist der naheliegende Schritt, den Freizeitstreß nicht mehr spüren zu wollen und sich wieder im Alltag einzufinden.

Streß kann in der bioenergetischen Praxis von verschiedenen Blickwinkeln her betrachtet werden. Die bioenergetischen Übungen basieren auf drei zentralen Belastungs- bzw. Streßkonzepten, die neben anderen in der Praxis angewandt werden:

- Anspannung, Aufladung führt zur Entladung, Entspannung der Muskeln.
- Die Entwicklung von der Geburt bis zum stehenden und sich bewegenden erwachsenen Menschen ist durch den Aufbau von Spannung gekennzeichnet.
- Der Charakter bestimmt die lebensgeschichtlich beeinflußte Bewältigung von Konflikten.

Die äußeren Belastungsfaktoren, die Stressoren, die innere Streßhaltung und der Grad an Angst, sich nach Beendigung der StreßSituation wieder loszulassen, sind besonders bedeutend. Immer wiederkehrende oder chronische Streßprobleme sind eng gekoppelt mit Verspannungen im Körper, Blockierungen auf unterschiedlichen Ebenen – grundsätzlich ist die Fähigkeit, sich zu bewegen, gehemmt und eingeschränkt.

Vielfach drücken sich die Streßfolgen in ganz unterschiedlichen Unpäßlichkeiten und unscheinbaren Symptomen aus, die medizinisch-diagnostisch nicht erfaßbar sind, keinen Krankheitswert haben, aber mit einer erheblichen Beeinträchtigung und Einschränkung des Lebens verbunden sind. Man kann sagen: der Mensch bildet sich seine Krankheit ein!

Beginn der praktischen Arbeit

Wir beginnen mit klassischen bioenergetischen Übungen:

Stellen Sie sich breitbeinig ca. 25 cm hin, beugen Sie leicht die Knie, legen Sie die Fäuste auf den hinteren Beckenrand, und drükken Sie Ihr Becken etwas nach vorn, so daß der Körper von den Schultergelenken bis zum Knöchel einen Bogen macht. Der Kopf ist aufrecht, der Mund und die Augen leicht geöffnet. Bleiben Sie in dieser Haltung ca. 10–15 Atemzüge, und beobachten Sie die Reaktion Ihres Körpers: wie stehen, atmen Sie? Wo tauchen Verspannungen auf – wie empfinden Sie sie?

Beugen Sie dann ganz vorsichtig den Oberkörper nach vorn, so daß der Oberkörper, die Schultern, die Arme und der Kopf nach vorn hängen. Die Fingerspitzen berühren den Boden. Das Ge-

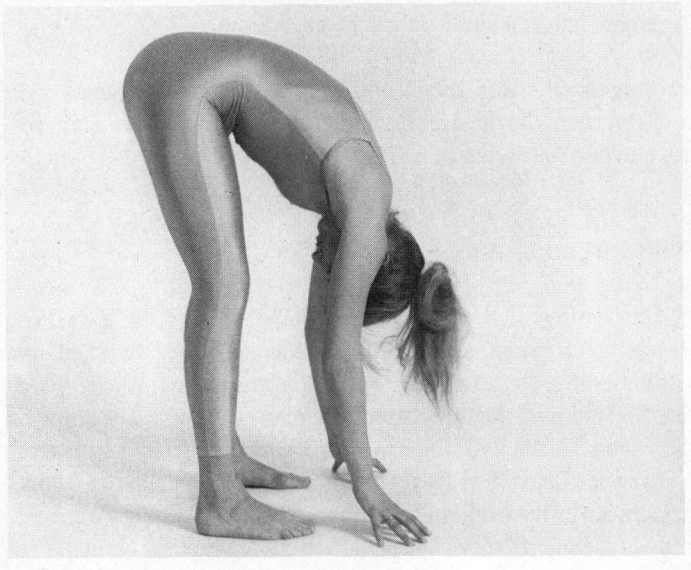

wicht liegt auf den Füßen. Die Knie sind leicht gebeugt. Beobachten Sie wieder Ihren Körper, Ihre Stimmung und lassen Sie Ihren Körper spontan reagieren. Vermeiden Sie die vorschnelle Analyse!

Sie merken sicher, daß diese beiden Übungen schnell sehr anstrengend werden. Der ganze Körper ist von den Fußsohlen bis zum Kopf unter Spannung gesetzt. Einige Körperbereiche werden Ihnen schmerzen, oder Sie spüren Verspannungen, eine Beeinträchtigung der Atemwege oder Gefühle wie Angst, Ärger. Dies wird Ihnen in den bioenergetischen Übungen oft passieren. Einige Segmente werden verspannt, taub sein oder schmerzen. An anderer Stelle werden Sie Vibrationen, ein starkes Zittern spüren oder befreit sein. Die bioenergetischen Übungen umfassen die unterschiedlichsten Ebenen, die von der körperlichen Reaktion bis zur Selbstwahrnehmung gehen.

Üben Sie, nehmen Sie wahr, erlauben Sie sich, die Dinge zu verstehen, und orientieren Sie sich bei der Auswahl der Übungen immer an Ihrer Entscheidung. Die Bioenergetik kann Ihnen einen Übungsrahmen vorgeben, damit Sie gezielter und wirkungsvoller Ihre persönlichen Erfahrungen machen können.

Im folgenden sollen Ihnen drei weitere Anfangsübungen vorgestellt werden, die die praktische Körperarbeit mit den ersten Versuchen der Selbsteinschätzung verknüpfen:

Seilspringen

Kinder springen gern Seil, haben Spaß dabei und tun es fast wie von selbst. Es ist gar nicht so einfach; nehmen Sie sich ein Seil, und probieren Sie es mal. Viele von Ihnen werden erst zögern, dann das Seil nehmen und überlegen, wie man es anstellt. Die Mutigen beginnen einfach und stolpern nach 3 – 4 Schwingungen, was nicht verwunderlich ist! Der Körper wird mit zunehmendem Alter ungelenker, unvertrauter, kontrollierter, weniger lebendig. Wenn Sie ein Seil nehmen, um zu springen, realisieren Sie erst einmal diese

Schwierigkeiten und Einschränkungen. Im Laufe der Zeit wird es Ihnen Spaß machen.

Je ungelenker der Körper ist, desto mehr Schwierigkeiten wird es geben, dem Körper bzw. der Bewegung zu folgen. Einen lebendigen Körper zu haben, heißt, dem unbewußten, natürlichen Koordinierungsspiel Raum zu geben. Die Bewegung erfolgt nicht bewußt, sondern der Organismus erfährt seine Grenzen und die Möglichkeiten der Koordinierung bestimmter Bewegungsabläufe, bis der Körper sich selbst bewegt. Je bewußter Sie sich bewegen und kontrollieren wollen, desto schwieriger, ungezielter und problematischer wird es sein. Und vor allen Dingen wird die Bewegung Mühe kosten, an Ihrer Kraft zehren und Ihnen bestimmt keinen Spaß machen.

So läuft es auch beim Streß: Je ungelenker und kontrollierter Sie sind, desto stärker wird Ihre Streßhaltung im Leben sein. Anfangs, werden Sie gewiß betonen, ist Seilspringen Streß und Belastung. Lassen Sie sich nicht beunruhigen. Üben Sie immer wieder! Erleben Sie Ihren Körper dabei, registrieren Sie, wie er reagiert, was Ihnen vor allen Dingen schwerfällt, was sich ändert, wie Sie atmen, wie Sie durch Denken Ihren Körper lenken wollen.

Probieren Sie doch auch einmal vorm Spiegel, mit dem Seil zu springen. Wie empfinden Sie sich? Wo schauen Sie hin – auf das Seil, auf Ihr Gesicht, auf Ihren Körper, auf die Füße? Schließen Sie die Augen zwischendurch, öffnen Sie die Augen wieder, experimentieren Sie mit der Leichtigkeit Ihres Körpers und der unbewußten Koordinierungsfähigkeit. Sie werden Ihren Körper besser spüren, ihn vor allen Dingen als bewegten Körper spüren. Und wie fühlen Sie sich nach dem Springen oder wenn Sie in der Grundstellung stehenbleiben?

Variieren Sie das Seilschlagen nach vorn, nach hinten. Versuchen Sie, zweimal zu schlagen und einmal mit den Füßen aufzukommen. Sie merken, daß das Kinderspiel viele Elemente beinhaltet, die typisch für die bioenergetischen Übungen sind. Wenn Sie meinen, mit diesen Methoden nicht weiterzukommen, spielen Sie einfach mit Kindern, die ganz genau wissen, was dem Körper guttut.

Balancieren über einen Strick

Kaufen Sie sich einen Strick, der einen Durchmesser von ca. 4 cm hat. Der Strick kann 2,5–3,5 m lang sein. Legen Sie den Strick gerade auf den Boden. Stellen Sie sich an das eine Ende und beginnen Sie, ganz langsam und vorsichtig zu balancieren, indem Sie einen Fuß vor den anderen setzen. Sie brauchen keine Angst zu haben, es ist nicht wie im Zirkus ohne Netz und doppelten Boden. Gehen Sie Schritt für Schritt, spüren Sie jeden Schritt, machen Sie eine kleine Pause, und atmen Sie! Wenn Sie am anderen Ende angelangt sind, gehen Sie zurück. Was ist in Ihrem Körper passiert? Wie haben Sie balanciert? Waren Sie sehr kontrolliert, mußten Sie aufpassen, oder waren Sie zwischendurch erleichtert, konnten Sie sich gar ausruhen?

Variieren Sie das Balancieren, indem Sie das gleiche mit geschlossenen Augen machen oder jeden Fuß vor den anderen setzen, daß die Hacke des einen Fußes den großen Zeh des anderen berührt. Was passiert jetzt in Ihnen?

Wenn Ihr Begleiter dabei ist, stellen Sie sich jeweils an ein Ende des Seils, und gehen Sie allmählich aufeinander zu. Wie ist es, jemanden so nah in dieser unsicheren Situation vor sich zu haben? Und wie ist es, wenn Sie sich dabei ständig in die Augen schauen?

Gehen Sie beim nächstenmal beim Balancieren etwas in die Hocke, und strecken Sie Ihre Arme zur Seite aus, damit Sie das Gleichgewicht halten können. Oder nehmen Sie den Kopf in den Nacken, schauen Sie an die Decke, und balancieren Sie Schritt für Schritt. Wie reagiert jetzt Ihr Körper, Ihre Atmung und wie ist die Erleichterung danach? Können Sie tief durchatmen, sich freuen und lachen, daß es endlich vorbei ist?

Das Balancieren auf dem Seil bietet eine gute Möglichkeit, die Notwendigkeit der Kontrolle zu erkunden. Sie werden zunehmend das diffizile Zusammenspiel von Kontrolle und körperlicher Balance spüren. Sie können sich nicht einfach hinstellen und laufen, Sie müssen bei kleinsten Abweichungen des Gleichgewichts sofort gegensteuern. Aber so, daß Sie auch stehenbleiben können. Stellen Sie sich nun vor, das Seil wär ca. 1–2 m über dem Boden. Spüren Sie das Kribbeln, die Aufregung? Balancieren Sie doch beim nächstenmal, wenn Sie eine Mauer mit einer Stange sehen oder einen Baumstamm, und spüren Sie, wie es ist, wenn die Stange einen Meter über dem Boden ist.

Es geht beim Balancieren nicht um das Lernen von Regeln, von korrekten Verhaltensweisen, sondern um die Gratwanderung zwischen Kontrolle und körperlicher Balance. Sie merken an dieser Stelle, daß die Vibration – das Muskelzittern –, welches in den Übungen gezielt hervorgerufen wird, auf anderen Ebenen ebenso auftaucht.

Stellen Sie sich auch einmal vor, wie es wäre, wenn Sie beim Balancieren Ihrer Mutter, Ihrem Vater oder jemandem anderes aus Ihrem Leben gegenüberstehen würden? Achten Sie jetzt auf Ihren Körper! Stehen Sie noch genauso sicher? Oder verspannen Sie sich? Werden Sie ängstlich? Bringt Sie die Angst aus dem Gleichgewicht, scheint Kontrolle notwendig? Hatten Sie in Ihrem Leben häufig Angst? Klar, jeder hat Angst, aber wie sehr werden Sie durch sie beansprucht. Oder unterdrücken Sie Ihre Angst durch vermehrten Streß? Sie können sich bestimmt vorstellen: je kontrollierter Ihre Streßhaltung ist, desto geringer sind Ihre Balancefähigkeit und Vitalität im Leben. Eine starre Körperhaltung ist eher Ausdruck von Angst als von Lebensfähigkeit.

Über den Stock laufen

Verspannungen, Einschränkung der Beweglichkeit und der Atmung sind auf Dauer mit Schmerz verbunden. Schmerz ist häufig Anlaß, sich behandeln zu lassen, um ihn zu überwinden. Die Bioenergetik als Übungsverfahren und Weg der Streßbewältigung befaßt sich eingehend mit Schmerzen, mit dem Erleben von Schmerz, dem Ausdruck und der Bedeutung von Schmerz und natürlich der Auflösung von Schmerz!

Sie werden in den Übungen immer wieder Schmerzen spüren.

Schmerz ist, wenn nicht physiologisch bedingt, Ausdruck von Angst. Er gehört also zum Erfahrungsbereich bioenergetischer Übungen und ist Indiz für kritische Vorgänge im Organismus. Die durch die Schmerzen geweckten Impulse helfen, die körperlichen Prozesse zu verstehen und aufzulösen. Die folgende Übung stellt die Fähigkeit der Selbsteinschätzung und die Erfahrung von Schmerz in einen Kontext. Die Übung bietet Ihnen die Möglichkeit, gleichzeitig das Erfahrene zu erleben und Distanz zu bewahren.

Besorgen Sie sich einen Stock von ca. einem Meter Länge und einer Dicke von 2–3 cm. Ziehen Sie Ihre Schuhe und Socken aus, legen Sie den Stock quer vor sich hin, so daß die Zehen den Stock berühren. Laufen Sie in winzigen Etappen über den Stock. Jede Etappe umfaßt vielleicht 3–5 mm. Bleiben Sie, wenn Sie Ihre Füße auf dem Stock etwas weiter nach vorn geschoben haben, immer wieder stehen. Spüren Sie in der Grundstellung – die Beine sind gebeugt –, wie sich der Druck des Stocks auf die Füße ausweitet. Atmen Sie dabei, und spüren Sie Ihren Körper. Atmen Sie 5–6 Atemzüge, um dann die Füße 3–5 mm weiter nach vorn zu bringen. Auch wenn es schmerzhaft wird, bleiben Sie auf dem Stock stehen und atmen Sie. Spüren Sie, was der Schmerz in Ihnen auslöst? Woran denken Sie, und was möchten Sie am liebsten in Anbetracht des Schmerzes machen? Wie atmen Sie, und was passiert sonst im Körper? Werden die Schultern fest, werden Bauch oder Nacken angespannt? Beugen Sie die Knie, atmen Sie und gehen Sie dann wieder 3–5 mm weiter. Gehen Sie in beide Richtungen, das heißt einmal von vorn nach hinten über den Stock, dann umgekehrt. Die Übung dauert ca. 20 Minuten. Nehmen Sie anschließend die Grundstellung ein, und spüren Sie Ihre Füße, Ihre Gelenke, Ihre Beine, Ihre Atmung und den restlichen Körper.

Wie empfanden Sie den Schmerz? Hat er etwas in Ihnen ausgelöst? Wie ist jetzt Ihre Stimmung? Hat Ihr Begleiter vor Ihnen gestanden? Wie war es, ihm in die Augen zu schauen, oder haben Sie immer wieder weggeschaut oder die Augen geschlossen? Erinnern Sie sich bitte: Öffnen Sie die Augen! Wenn Sie beim näch-

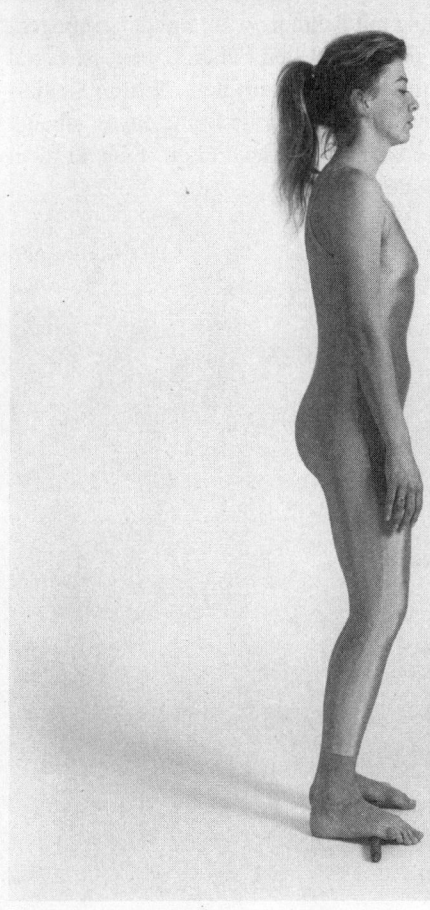

stenmal die Übung mit Ihrem Begleiter machen, erzählen Sie ihm von Ihren Eindrücken! Sind Sie allein, machen Sie die Übung doch einfach vor dem Spiegel! Was sehen Sie im Spiegel? Wie wirkt Ihr Gesicht, Ihre Mimik auf Sie?

Sie können diese Übung weiter variieren, indem Sie die Knie stärker beugen, in die Bogenhaltung gehen oder an kritischen Stellen länger stehenbleiben, um die Atmung zu vertiefen, um Impulse wachzurütteln.

Erinnern Sie sich auch an Ihren Alltag, an die Erfahrung von Schmerz und Ihren Umgang mit Schmerz während der Übungen. Wenn Sie große Schwierigkeiten mit den Füßen haben, ist es auf jeden Fall gut, diese Übung oft zu wiederholen. Achten Sie darauf, daß die Atmung angeregt wird, daß die Beine etwas gebeugt sind und daß Sie Ihre Grenze nicht überschreiten. Es geht nicht darum, Schmerzen auszuhalten!

Sensibilisierung des Körpers

Wie geht es Ihnen inzwischen? Wissen Sie jetzt mehr über Ihren Körper? Welche Fragen tauchen bei Ihnen auf, welche Erfahrungen machen Sie bei den vorgeschlagenen Übungen? Was haben Sie erlebt, was passiert in Ihrem Körper?

Wiederholen Sie die eine oder andere Übung, und spüren Sie Unterschiede! Vermeiden Sie, ein bioenergetisches Übungsprogramm bewältigen zu wollen. Geht es Ihnen zu schnell, pausieren Sie, blättern Sie zurück, lesen Sie noch einmal nach.

Manche schauen erstaunt, wenn sie von der lebensgeschichtlichen Prägung des Körpers hören. Die meisten können sich darunter nichts vorstellen. Die wenigsten erinnern sich an früher, an ihren Körper, die Körpererfahrungen, körperliche Reaktionen und schon gar nicht an die Zeit der frühen Kindheit, in der der Austausch zwischen Ihrer Mutter, Ihrem Vater und Ihnen auf einer körperlichen Ebene stattfand.

Doch gibt es eine Chance, die Sie nutzen können! Viele Eltern haben Fotoalben für ihre Kinder angelegt, um die Entwicklung zu dokumentieren, Erinnerungen wachzurufen und vielleicht auch aus Freude und Glück an der Entwicklung ihres Kindes teilzunehmen. Nehmen Sie also alte Fotoalben, und gewinnen Sie anschauliche Eindrücke über die Entwicklung Ihres Körpers in Ihrer Kindheit.

Fotoroman

Neben der Frage nach der aktuellen körperlichen Situation, ihre Beeinflussung durch Dritte und der Blick auf charaktertypische Merkmale, ist der Fotoroman ein weiteres Standbein bioenergetischer Analyse.

Nehmen Sie sich Ihr Fotoalbum mit den Bildern aus der Zeit von der Geburt bis zum Alter von achtzehn oder zwanzig Jahren. Stöbern Sie erst einmal in den Fotos, bevor Sie sich genauer und systematischer einzelne Entwicklungsschritte vor Augen führen. Was fällt Ihnen beim Stöbern auf? Welche Zeit ist für Sie am interessantesten? Gibt es einzelne Personen oder Fotos, die Ihnen immer wieder ins Auge springen? Wie ist Ihre Stimmung dabei, wenn Sie sich Ihre Kindheit und Ihre Jugend so vor Augen führen? Erzählen Sie Ihrem Begleiter davon, ohne sich mit ihm in eine Diskussion zu verlieren. Es geht darum, daß Sie Eindrücke gewinnen, diese schildern und er zuhört.

Sie können die Fotos nach bestimmten Gesichtspunkten betrachten:

- Verfolgen Sie die Etappen Ihrer Kindheitsentwicklung: die Zeit nach der Geburt, das Baby- und Krabbelalter usw. und Ihre Beziehung zu nahen Personen (Vater, Mutter etc.).
- Beziehen Sie Erlebnisse und Eindrücke aus der bioenergetischen Arbeit auf bestimmte Entwicklungsschritte, Bezugspersonen von früher. Betrachten Sie die Fotos: Lachen Sie viel auf den Fotos? Wie wirkt Ihre Trauer heute auf Sie?
- Betrachten Sie die Personen, an die Sie heute immer noch denken müssen, auf den Bildern, und überlegen Sie, wie Ihr damaliges Verhältnis zu ihnen war.
- Achten Sie auch auf die Übergänge von einem Entwicklungsschritt zum anderen. Haben Sie plötzlich Assoziationen, die Sie sich nicht erklären können? Vielleicht erinnern Sie sich an das Gefühl von Einsamkeit, auch als Sie auf dem Arm Ihrer Mutter oder Ihres Vaters gewesen sind. Was lösen diese Eindrücke bei Ihnen aus, wie betrachten Sie die Bilder? Was beobachten Sie in Ihrem körperlichen Ausdruck? Wie sieht Ihr Gesicht aus, Ihre Körperhaltung? Wie verhalten Sie sich in bezug auf andere Menschen?

Machen Sie sich deutlich: Alles gehört zu Ihnen – auch die Ihnen fremde Gestalt auf den Bildern. Erzählen Sie Ihrem Begleiter von Ihren Erlebnissen. Beschreiben Sie, aber vermeiden Sie die vorschnelle Interpretation.

Bei der Entwicklung des Fotoromans geht es nicht um einen Einführungskurs in die Psychologie und ihre Deutungsansätze, sondern Sie sollen eine Beziehung zu Ihrer Lebensgeschichte entwickeln.

«Blindes Zeichnen mit der falschen Hand»

Eine weitere Möglichkeit, Informationen und Eindrücke über Ihren Körper und das körperliche Erleben zu gewinnen, bietet das Zeichnen des Körpers mit der linken Hand und geschlossenen Augen. Seien Sie nicht überrascht oder gar erschrocken, sagen Sie auch nicht, das können Sie nicht! Sie werden bestimmt nicht so zeichnen, wie Sie es möchten oder es sich vorstellen.

Zwei Überlegungen machen das blinde Zeichnen interessant: einerseits wird durch das Schließen der Augen und, wenn sie Rechtshänder sind, durch das Malen mit der linken Hand, die bewußte Kontrolle reduziert bzw. ausgeschaltet. Andererseits müssen Sie sich auf den Zeichenvorgang genau konzentrieren, hierdurch können Impulse Ihres unbewußten Körperbildes an die Oberfläche treten.

Es geht nicht um das sachlich richtige Zeichnen Ihres Körpers, sondern um den Vorgang des Zeichnens. Wie abgebrochen, flüssig, ausdrucksfähig wirkt das Zeichnen auf Sie? Interessant sind weiter Ihre Stimmung, Ihre Überlegungen und vor allem Ihre Skrupel während des Zeichnens. Schließlich werden Sie überrascht sein, wenn Sie das Bild betrachten. Wie sieht der Körper aus, der vor Ihnen auf dem Papier erscheint? Was drückt er aus?

Nehmen Sie sich ein Stück Papier, einen Stift oder ein Stück Wachskreide, schließen Sie die Augen, nehmen Sie Stift oder Kreide in die linke Hand. Mit der anderen Hand halten Sie das Papier fest. Machen Sie sich eine Vorstellung von der Größe des Papiers und von Ihrem Körper, den Sie zeichnen wollen. Sie haben 1–3 Minuten Zeit, das Bild zu erstellen! Machen Sie sich deutlich, woran Sie sich beim Zeichnen Ihres Körpers orientieren.

Öffnen Sie die Augen, betrachten Sie Ihre Zeichnung. Welchen

Eindruck haben Sie nun? Wie wirkt der gezeichnete Körper auf Sie? Vermeiden Sie überflüssige Interpretationen! Das bringt in der Regel nichts. Versetzen Sie sich vielmehr in Ihren Körper, und lassen Sie die Zeichnung lebendig werden, indem Sie von der Beobachtung, das heißt von der Zeichnung ausgehen und den gezeichneten Körper als ein Wesen zu Ihnen sprechen lassen. Bringen Sie die Botschaften des Fotoromans in Zusammenhang mit Ihrer Erfahrung innerhalb der bioenergetischen Übungen, mit den Eindrücken von Ihren Zeichnungen und Ihrem üblichen körperlichen Erleben.

Grounding

Bevor ich Sie gezielter mit Ihrem Körper vertraut mache, möchte ich Ihnen kurz das von Lowen entwickelte bioenergetische Konzept des Grounding («Erden», «festen Grund fassen») skizzieren. Das Grounding ist wesentlicher Ausdruck des menschlichen Lebens, indem es das Erregungsgeschehen im Menschen mit dem Körper, der Sexualität, der Erde, das heißt im wesentlichen mit der äußeren Realität verbindet. Der Mensch kann beim «Erden» überschüssige Erregung und Spannung entladen. Die nach unten gerichtete bioenergetische Arbeit (das «Erden») wird als gefühlsmäßige Abwärtsbewegung in Form von Angst erlebt. Beim Herunterkommen empfinden die meisten Menschen eine Furcht vor dem Fallen, die gewöhnlich unterdrückt wird. Diese Angst gehört zu den am tiefsten verwurzelten Ängsten des Menschen. Außerdem steigert das Vibrieren in den Beinen beim Entladen Empfindung und Gefühl. Der Mensch fühlt den Kontakt zu sich, erlebt mehr Sicherheit über seinen Stand und seine Balance. Er weiß, wo und wie er steht und wer er ist.

Viele stehen unsicher auf den eigenen Beinen, da sie Angst haben, allein zu stehen. Der erwachsene Mensch steht zunächst allein in der Welt, obwohl er stets auf andere bezogen ist. Dieses Alleinsein oder die Individualität in ihrer Wesensmäßigkeit kennzeichnet auch die Realität des Daseins. Der Mensch verharrt oft in Angst, da er Selbständigkeit mit Alleinsein und Verlassenheit verwechselt. Problemhafte, eingrenzende Partnerbeziehungen stellen dann eine Krücke dar. Der einzelne klammert sich aus Angst vor dem Alleinsein an den anderen und zerstört hierdurch gerade den fruchtbaren konflikthaften Dialog. Würde er weniger verkrampft die Beziehung sehen, um sich auf die eigenen Beine zu stellen, müßte er erleben, daß die Beziehung sich oft bessert und er mit einem geringeren Maß an Angst in der Welt bestehen kann.

Doch zurück zum praktischen Teil! Im folgenden soll Ihr Augenmerk auf Ihren Körper, auf Ihre Körpererfahrung hier und jetzt gelenkt werden, um Ihr Erleben zu vertiefen und Ihre Energie zu mobilisieren.

Gehen Sie in die Grundstellung: stellen Sie die Füße hüftbreit auseinander, beugen Sie die Knie, spüren Sie einen Moment und beginnen Sie zu hopsen. Lassen Sie die Schultern locker, und atmen Sie durch den geöffneten Mund aus. Wie empfinden Sie Ihre Bewegungen? Schließen Sie Ihren Mund, und atmen Sie durch die Nase. Wie ist Ihre Stimmung dabei? Vielleicht fühlen Sie sich leicht, schwer, scheu oder lustig? Nehmen Sie sich Zeit, sich zu fühlen! Legen Sie – vielleicht in der Grundstellung – eine Ruhepause ein!

Hopsen Sie jetzt höher, und greifen Sie abwechselnd mal mit der rechten, mal mit der linken Hand nach oben in die Luft, so als wollten Sie einen schönen hochhängenden Apfel greifen. Hopsen Sie weiter, und versuchen Sie, noch etwas höher zu greifen. Was bemerken Sie im Körper dabei?

Beugen Sie Ihre Knie etwas stärker, und lassen Sie Ihre Füße nun ganz langsam von der einen Außenkante zur anderen Außenkante rollen. Achten Sie darauf, daß nur die Füße sich bewegen und die Bewegung auch in den Knöcheln spürbar wird. Der restliche Körper bleibt ruhig. Führen Sie die Bewegung wie in einer Zeitlupe aus, so daß die Dehnung tiefer wirken kann und Sie selbst stärker den Knöchel fühlen.

Halten Sie mit der Bewegung inne und fühlen Sie die Füße und die Knöchel, um dann nach einer Weile die Seitwärtsbewegung zu wiederholen. Achten Sie nach den Übungen jeweils auf die Ruhephase, so daß Sie die Nachwirkung im Körper registrieren können.

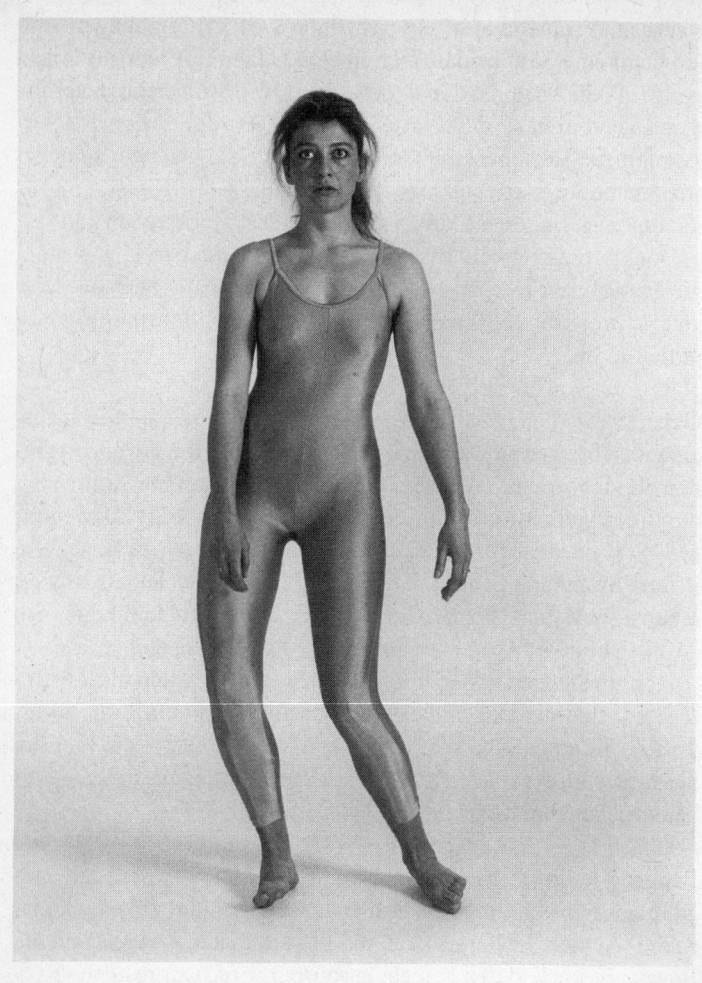

Hatten Sie Schmerzen während der Übung? Wie war Ihre Atmung dabei – ist sie bei der Anstrengung tiefer geworden? Und, waren Sie in der Lage, nur die Füße zu bewegen und nicht noch den Rumpf, den Kopf oder das Becken? Das Umgehen mit den Grenzen der Anatomie innerhalb der Übungen ist gar nicht so leicht! Deshalb achten Sie immer auf die Bewegung eines spezifischen Körperbereichs.

Sie stehen jetzt wieder in der Grundstellung. Die Knie sind leicht gebeugt. (Die gebeugten Knie bieten die Voraussetzung, daß die untere Hälfte des Körpers locker und entspannt werden kann.) Drücken Sie nun Ihr Gewicht auf die Innenkanten der Fußsohlen und halten Sie den Druck 4–6 Atemzüge lang an. Drücken Sie so, als wollten Sie den Teppich, auf dem Sie stehen, zusammenschieben. Führen Sie diese Übung 2- bis 3mal mit einer Pause von 6–10 Atemzügen durch. Spüren Sie dabei, wie die Innenseiten der Oberschenkel vibrieren, wie die Spannung in die Pobakken geht und Ihre Erleichterung beim Entspannen die Beine erfüllt.

Drücken Sie nun auf die Außenkanten der Füße, so als wollten Sie den Teppichboden auseinanderziehen. Halten Sie den Druck 4–6 Atemzüge lang, machen Sie wieder eine Pause zwischen den Übungen von 6–10 Atemzügen.

Spüren Sie, wie die Beine sich unter großer Anspannung und, beim Loslassen, in der Entspannung anfühlen. Registrieren Sie die Körpersensationen, die Art, wie sich die Atembewegung fortsetzt, ob Sie an anderer Stelle im Körper Ihrer Kraft entgegensteuern und wie Ihre Stimmung dabei ist. Verweilen Sie einige Atemzüge lang in der Grundstellung, und spüren Sie, das – hoffentlich – beginnende Zittern und Vibrieren. Auch wenn Sie die Beine durchdrücken wollen, lassen Sie sie angewinkelt, und atmen Sie weiterhin durch den geöffneten Mund. Spüren Sie Ihre Atembewegung – das Ein- und Ausatmen –, die Pause, ohne die Atmung im einzelnen zu beeinflussen. Bewegen Sie nun beim Einatmen das Becken leicht nach hinten, beim Ausatmen nach vorn. Die Bewegung im Becken folgt der Atembewegung. Ändern Sie auf keinen Fall Ihren Atemrhythmus! Wenn Sie flach atmen, folgt eine kleine Bewegung im Becken. Atmen Sie zwischendurch tiefer, wird die Bewegung entsprechend größer. Und in der Pause bewegt das Becken sich nicht. Folgen Sie diesem Rhythmus – Atmung und Bewegung des Beckens für ca. 30 Atemzüge. Widmen Sie Ihre Aufmerksamkeit der Bauch-Becken-Gegend, dem unteren Rückenbereich und der Leistengegend. Spüren Sie eine Änderung Ihrer Atmung? Ist die Atmung nun tiefer oder flacher? Haben Sie Schmerzen – zum Beispiel am Zwerchfell oder an den Rippenbögen?

Machen Sie sich deutlich, wie im Alltag Ihr Bauch-Becken-Bereich und der untere Rücken sich anfühlen. Vielleicht haben Sie öfters Probleme mit der Verdauung, der Menstruation oder Rückenschmerzen? Vielleicht wird Ihnen aber erst jetzt klar, daß Sie überhaupt Schmerzen haben.

Führen Sie diese Bewegungen im Becken einige Male mit anschließender Pause durch. Sie werden sicherlich erleben, daß die Bewegung leichter wird, die Schmerzen zurückgehen, das Becken sich allgemein leichter und voller anfühlt.

Stehen Sie in der Grundstellung, spüren Sie Ihr Becken, drücken Sie nun Ihre Schultern langsam, aber kräftig nach hinten, halten Sie die Schultern dort. Atmen Sie 4- bis 6mal und lassen Sie dann die Schultern langsam wieder nach vorn kommen, so daß die Bewegung die Schultern nach vorn drückt, während die Brust zusammengedrückt ist. Halten Sie die Schultern für 4–6 Atemzüge auch in dieser Stellung. Entspannen Sie sich, dann wiederholen Sie diese Übung. Machen Sie sich deutlich, wie die Atmung reagiert, wie die Schultern sich anfühlen. Erinnern Sie sich an Ihre Atembewegung und stellen Sie einen inneren Kontakt zu Ihrer Atmung her – das heißt, spüren Sie Ein- und Ausatmen und die darauffolgende Pause. Bewegen Sie nun das Becken und die Schultern entsprechend Ihres Atemrhythmus, wölben Sie Ihren Rücken beim Einatmen zum Hohlkreuz, beim Ausatmen zum Rundrücken. Wiederholen Sie diese Bewegung 20 Atemzüge lang. Spüren Sie Ihre Gefühle? Hatten Sie immer Kontakt zu Ihrer Atembewegung? Blieben Becken-Schulter-Bewegung und Atemrhythmus gekoppelt, oder kamen Sie aus dem Takt? Welchen Einfluß hat diese Bewegung auf Ihre Befindlichkeit? Zittern Ihre Beine stärker und geht es vielleicht in den Bauch-Becken-Raum über? Lassen Sie sich nicht irritieren und verzichten Sie darauf, den Atemrhythmus willentlich zu beeinflussen. Es gibt keine richtige Atmung! Werden Sie vertraut mit *Ihrer* Atmung!

Wiederholen Sie diese Bewegung ein zweites Mal für 20–30 Atemzüge mit anschließender Pause.

Heben Sie nun die Arme hoch, strecken Sie die Hände aus und reiben Sie die Handflächen aneinander, so als wollten sie quirlen.

Atmen Sie laut und tief, sobald es anstrengend wird. Aber registrieren Sie auch, wenn der Mund wieder zugeht, die Spannung in den Schultern größer wird, das Zwerchfell sich einklemmt.

Sie merken, es ist gar nicht so einfach, die körperliche Aktivität in die Atmung fließen zu lassen. Und doch wird die Atmung bei wachsender Anstrengung automatisch intensiver. Der Mund öffnet sich, so daß mehr Luft in Ihren Körper kommt.

Erfolgt das Ausatmen durch den Mund, werden die Stimmbänder ebenso stärker gereizt und so Geräusche hervorgerufen. Wer will aber schon in aller Öffentlichkeit freiwillig laut atmen? Was denken dann Ihre Mitmenschen? Wie hört es sich an? Vielleicht wird Ihnen durch diese Übungen deutlich, wie schnell ein Spannungsverhältnis im Körper aufgebaut und gleichzeitig erstarren kann.

Reiben Sie Ihre Hände ruhig weiter gegeneinander. Vielleicht beginnen die Oberarme zu brennen? Oder Ihre Arme werden müde? Lassen Sie dann die Schultern wieder heruntersinken, und vergessen Sie nicht, bewußt zu atmen. Lassen Sie die Anstrengung durch Ihr lautes Ausatmen nach außen dringen. Im Laufe der Zeit werden Sie Erleichterung spüren. Machen Sie die Übung etwas länger, als Sie möchten. Werden Sie bei den Übungen vertraut mit dem jeweiligen Grenzbereich in dem Körpersegment, mit dem Sie beschäftigt sind. Was passiert, sobald Sie diesen Grenzbereich berühren, indem Sie die Übung 3–5 Atemzüge länger durchführen, als Sie es eigentlich möchten. Wird es schwerer, leichter, was passiert an anderer Stelle im Körper? Was löst das Gefühl von Erschöpfung, Ermüdung, Schmerzen etc. bei Ihnen aus, und wie gehen Sie damit im Alltag um?

Sobald Sie aufgehört haben, lassen Sie die Arme einfach hängen, und fühlen Sie Ihre Hände, Arme, Schultern, Ihre Atmung und auch wie Sie stehen. Genießen Sie die plötzliche Erholung des Körpers!

Beugen Sie wieder leicht Ihre Knie, drehen Sie den Kopf ganz langsam – wie in einer Zeitlupe – in einer Kreisbewegung über die Schulter nach hinten und über die andere Schulter nach vorn. Vermeiden Sie Anstrengungen, ruckartige und wippende Bewegungen. Spüren Sie, wie der Kopf ganz langsam rollt. Spüren Sie auch den Nacken und eine möglicherweise bremsende Gegenkraft. Lassen Sie auf jeden Fall die Schultern hängen und den Mund etwas geöffnet. In der Regel fällt es sehr schwer, solche langsamen Bewegungen durchzuführen. Man will sich bewegen und spüren, mitdenken und man fragt sich, was alles im Körper passieren kann.

Bewegen Sie den Kopf langsam in die Gegenrichtung, und spüren Sie wieder, wie die Bewegung, die Atmung sich verändern. Steuern Sie an anderer Stelle gegen, indem Sie die Schultern anheben, die Arme anspannen oder den Bauch einziehen.

Halten Sie den Kopf aufrecht, spüren Sie den Nacken, den Hals und führen Sie die Drehbewegung ein weiteres Mal durch. Spüren Sie nach!

Lassen Sie den Kopf nach vorn hängen. Spüren Sie Ihren Nacken, Ihre Atmung und achten Sie darauf, daß die Knie leicht gebeugt sind. Nach einer Weile legen Sie die Hände auf den Hinterkopf, so daß das Gewicht der Arme den Kopf etwas nach unten zieht. Lassen Sie es auf dem Hinterkopf ruhen. Vermeiden Sie das Wippen Ihrer Arme. Spüren Sie die Dehnung im Nacken, in der Schädelbasisgegend. Was passiert im Körper, sobald leichte Vibrationen in den Beinen spürbar werden und der Kopf durch das Gewicht nach unten gedrückt wird? Wahrscheinlich werden Sie flach atmen, gelegentlich ganz tief, wie bei einem Seufzer. Bleiben Sie in dieser Haltung ca. 8–10 Atemzüge lang, lassen Sie die Arme dann los, aber den Kopf weiter hängen. Spüren Sie jetzt Ihren Kopf, den Nacken, den Hals und genießen Sie das Gefühl von Leichtigkeit und Erlösung. Heben Sie den Kopf ganz langsam (6–8 Atemzüge) wieder hoch und lassen Sie ihn dann nach hinten fallen. Augen und Mund bleiben geöffnet. Schauen Sie an die Decke und atmen Sie durch den geöffneten Mund.

Oft ist es so, daß der Mund geschlossen gehalten wird. Lassen Sie Ihren Unterkiefer hängen, so daß die Luft durch den Mund hinausströmen kann. Bewegen Sie ganz langsam, aber kraftvoll den Unterkiefer in alle Richtungen. Lassen Sie den Kopf hinten. Wie empfinden Sie diese Bewegung? Wie kommen Sie sich jetzt vor? Können Sie weiterhin Ihre Balance halten?

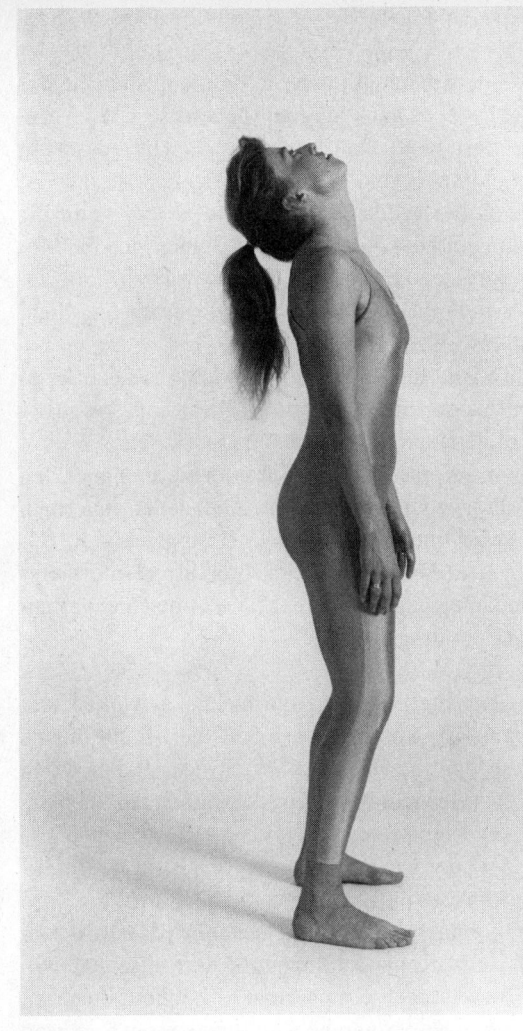

Halten Sie Ihren Unterkiefer locker und ruhig, fühlen Sie. Wie fühlen sich Kehle, Lippen, Gesicht und Nacken an? Was löst diese Erfahrung in Ihnen aus – welchen Lauf nehmen Ihre Gedanken? Oder verspüren Sie nicht mehr das Bedürfnis zu denken?

Wiederholen Sie jetzt die Übung, verbinden Sie sie mit Geräuschen und lautem Atmen. Lassen Sie die Geräusche der Bewegung folgen.

Nach ca. 20–30 Atemzügen können Sie den Kopf, nach einer kleinen Ruhepause, wieder ganz langsam heben, so daß er aufrecht auf den Schultern sitzt. Spüren Sie Kehle, Hals, Nacken, Schulteransatz, Mundinnenraum und Ihr Gesicht. Sicherlich ist Ihre Atmung locker und erfüllend. Spannend ist es, wenn die Laute, die Bewegung und das Zittern in den Beinen sich für Momente im Körper vereinen. Einige fühlen sich durchströmt, andere locker, wieder andere erleichtert. Manche werden ängstlich, spüren dennoch intensiv ihren Körper.

Erinnern Sie sich an dieser Stelle an Ihren Alltag. Welche Assoziationen kommen Ihnen in dieser Situation? Wie klingt sonst Ihre Stimme? Wie koordiniert sind Ihre Laute und Geräusche? Wie oft haben Sie Nacken- und Kopfschmerzen? Spüren Sie aber auch den Unterschied von alltäglichen Erfahrungen und denen innerhalb der Übungen. Was wird Ihnen innerhalb der Übungen klarer?

Bewegen Sie nun noch einmal ganz vorsichtig Ihren Unterkiefer und spüren Sie den Unterschied zu vorher. Wie atmen Sie: verhalten, ruhig und tief oder unregelmäßig?

Bleiben Sie in der Grundstellung, die Knie leicht angewinkelt, stehen, beugen Sie den Oberkörper, den Kopf, die Schultern, die Arme nach vorn, so daß die Fingerspitzen zwecks Balance den Boden berühren. Das Gewicht bleibt auf den Füßen. Bleiben Sie in dieser Haltung, der Elefantenhaltung, für 8–10 Atemzüge und spüren Sie, wie leicht oder wie schwer es ist, den Kopf hängen zu lassen und den Nacken loszulassen. Wahrscheinlich wird Ihr Kopf immer wieder hochkommen wollen. Ihr Nacken wird fest. Nicken Sie mehrmals mit dem Kopf, schütteln Sie ihn anschließend. Wechseln Sie die Bewegungen ein paarmal ab, ohne heftiger zu werden. Lassen Sie den Kopf dann hängen, und spüren Sie Ihren gelockerten Nacken. Wie fühlen Ihre Beine sich an? Wie ist Ihre Atmung? Oder schmerzt Ihnen gar der untere Rücken? Lassen Sie die Fingerspitzen am Boden und drücken Sie vorsichtig, langsam, die Knie etwas durch, so daß mehr Spannung in den Beinen spürbar wird. Atmen Sie dann tiefer in den Bauch, so daß dieser wie ein

Ballon aufgebläht wird. Atmen Sie so 4- bis 5mal, um wieder die Knie loszulassen und normal zu atmen. Spüren Sie, was die Anstrengung ausgelöst hat? Haben Sie Schmerzen? Wiederholen Sie dies 2- bis 3mal mit einer entsprechenden Ruhepause zwischendurch.

Sobald die Beine fest und angespannt werden, ballen Sie Ihre Hände zu Fäusten und klopfen Sie die Waden, die Unterschenkel, die Füße, die Kniekehlen, die Oberschenkel, die Pobacken und die Hüfte – so wie Sie es möchten – ab. Lockern Sie dabei die Muskeln und mobilisieren Sie die Energie und Atmung. Durch das Stehen erleichtern Sie diese Stellen. Lassen Sie die Arme wieder hängen und dabei die Fäuste los. Spüren Sie Ihre Beine, die Gelenke, die Füße und den unteren Rücken. Tut es noch weh, oder geht ein Strömen durch Ihren Körper? Wenn die Beine noch angespannt sind oder ein stärkeres Kribbeln in den Füßen und/oder Unterschenkeln zu spüren ist, kommen Sie ganz langsam, wie in einer Zeitlupe, hoch. Rollen Sie dabei die Wirbelsäule Wirbel für Wirbel hoch, so daß erst der Rumpf, dann Schultern, Nacken und der Kopf angehoben werden. Nehmen Sie sich 8–10 Atemzüge Zeit dafür. Achten Sie darauf, daß die Knie weiterhin leicht gebeugt sind, und bedenken Sie die Bedeutung des Atmens!

Fühlen Sie im Stehen Ihren Körper – wahrscheinlich lassen das Kribbeln und die Anspannung langsam nach. Wie ist Ihre Stimmung, Ihr Gefühl, woran denken Sie? Sind Sie erschöpft, müde und möchten sich am liebsten hinlegen, vielleicht sind Sie aber auch wach, voller Energie und Tatkraft. Machen Sie sich deutlich, was Ihr Körpergefühl und die freigesetzten Impulse ausdrücken. Wenn Sie sich schwach fühlen, fragen Sie sich, wie Sie sonst in Ihrem Leben mit dem Gefühl von Schwäche, Erschöpfung und Anstrengung umgehen?

Bei vielen sind wahrscheinlich die Beine, vor allen Dingen aber die Waden angespannt. Gehen Sie daher etwas tiefer in den Knien. Heben Sie die Hacken gleichzeitig an, und klopfen Sie kräftig auf den Boden. Wiederholen Sie dies einige Male. Es macht Ihnen sicherlich Spaß, lockert die Atmung und löst die Spannung. Spüren Sie nun, wie Sie stehen, wie Sie mit dem Boden verbunden sind und die Energie sich im Körper ausbreitet. Was hat sich verändert?

Wie verbunden fühlen Sie sich mit dem Boden? Und wie sehr sind Sie mit Ihren Gedanken beschäftigt? Ist Ihre Atmung gehalten, flach oder geht sie tiefer?

Nehmen Sie liegend die Grundstellung ein: legen Sie sich auf den Boden, auf eine Decke. Schließen Sie die Augen, öffnen Sie leicht den Mund und stützen Sie die Füße auf, so daß die Knie angewinkelt hochstehen. Nehmen Sie sich nach dieser längeren Übungssequenz einfach mal Zeit für sich, zum Empfinden, zum Loslassen, zur Ruhe.

Wie fühlt sich Ihr Körper im Liegen an? Wie ist die Berührung mit dem Boden? Können Sie Ihre Augen geschlossen halten und die Gedanken weggehen lassen? Oder sind Sie mit bestimmten Dingen noch so beschäftigt, daß Sie sich nicht loslassen können? Was haben Sie in Ihrem Körper erfahren? Wo waren Sie verspannt, wo locker, wo hat es geschmerzt? Was hat Sie vielleicht überrascht, verunsichert oder geängstigt? Nehmen Sie sich einfach Zeit, Ihren Körper wahrzunehmen und zu registrieren, was in ihm passiert.

Wie bekommt Ihnen die Ruhe, wenn Sie nichts tun müssen und nichts passiert? Ist es leicht, oder fällt es Ihnen schwer? Möchten Sie am liebsten wieder aktiv sein, aufstehen und etwas unternehmen? Oder sind Sie glücklich, endlich einmal Zeit für sich selbst zu haben? Sind Sie in Ihrem Alltag eher aktiv und immer am Ball oder eher passiv, zurückgezogen und vielleicht niedergedrückt?

Wenn Sie die Übung allein machen, setzen Sie sich hin und schreiben Sie sich einige Notizen auf, was bei der Körpererfahrung und Ihrer Stimmung wichtig war. Verfolgen Sie dabei die eben gestellten Fragen!

Körperinterne Kreisläufe

Jetzt wissen Sie sicher schon mehr über Ihren Körper, es werden aber immer noch Fragen nach den Ursachen des körperlichen Geschehens auftauchen. Entscheiden Sie sich, ob Sie weiter üben oder Ihr Verständnis über Körperprozesse vertiefen möchten.

Bioenergetik stellt, wie Sie merken, eine Herausforderung – nicht nur ein Übungsprogramm – dar, weil Sie Ihre aktive Beteiligung am Körpergeschehen fordert, denn Sie selbst wissen am besten, was Ihr Körper benötigt.

Zwei Aussagen über den Organismus sind auf jeden Fall sicher: Er stellt eine vielschichtige Einheit unvorstellbarer Verbindungen dar, zum anderen gibt es erfaßbare, körpereigene Kreislaufprozesse. Was nützt uns aber dies Wissen, wie kann ich praktisch darauf Einfluß nehmen? In der Regel gibt es entweder die Möglichkeit, den Körper durch Übungen gezielt zu aktivieren oder mittels theoretischer Kenntnisse zu entscheiden, was ihm guttut.

Die bioenergetische Analyse ist nun ein einzigartiges Verstehens- und Handlungsmodell, um sich zwischen Körperprozessen und Verstehen zu bewegen zu lernen. Bioenergetische Analyse heißt auch das aktive, gezielte Beeinflussen körperinterner Kreisläufe, bestimmter Regelungsprozesse und setzt die persönliche und körperliche Entscheidung für die Belange des Organismus voraus.

Körperliche Prozesse werden erlebt, erfahren, bewußt ausgedrückt, verstanden, so daß sie als Kreislaufprozeß zurückwirken. Das vielschichtige bioenergetische «Üben» läuft darauf hinaus, diese Kreislaufprozesse charakteranalytisch als Aspekte eines jeweils sehr individuellen Gesamtorganismus zu verstehen und Entscheidungen aus dem spannungsvollen Spiel zwischen aktueller Befindlichkeit und lebensgeschichtlicher Notwendigkeit zu treffen. Einige der körperinternen Kreisläufe sollen Ihnen praktisch vorgestellt werden. Nehmen Sie sich in einer Übungssitzung jeweils einen dieser Kreisläufe vor und wenden Sie entsprechende praktische Übungen an, die Sie dann gemeinsam mit Ihrem Begleiter besprechen.

1. Atmung und Bewegung

Das Energieniveau des menschlichen Organismus wird durch die Atmung aufgebaut. Der Wechsel von Ein- und Ausatmen, Pause basiert zu einem großen Teil auf Muskeltätigkeit, Bewegung, Aktivität. Art und Umfang der Atmung und des Muskelgeschehens stehen dabei in einer engen Wechselbeziehung zueinander.

Die Atmung als Ausdruck von Vitalität wird durch die Muskel- und Körperbewegung erst spürbar. Der Kreislauf von Atmung-Bewegung-Atmung steht in einem zentralen, körperinternen Wirkungszusammenhang.

Das Hervorrufen der diesem Kreislauf innewohnenden Kräfte bewirkt:

- das Freisetzen organismischer Impulse
- die Verstärkung halb-autonomer Körperreaktionen, sie sichtbar und spürbar zu machen
- die Mobilisierung des «neurotischen» Atemmusters
- das Zusammenspiel der verschiedenen Ebenen wie Erinnerung, Gefühl etc.
- eine Beruhigung des Körpers

Sie können entsprechende Übungen allein oder zu zweit durchführen. Versuchen sie zunächst, Ihre eigene Atmung und Ihren Rhythmus wahrzunehmen, dem Sie die Bewegung bestimmter Körperteile dem Wechsel von Ein- und Ausatmung folgen lassen.

Stellen Sie sich hin, spüren Sie Ihre Atmung und bewegen Sie entsprechend des Ein- und Ausatmens die Schultern nach oben und wieder nach unten. Achten Sie darauf, daß Sie sich an der Atmung orientieren, die Bewegung nicht zu stark werden lassen und das Atemmuster nicht beeinflussen. Führen Sie diese Bewegung eine Weile durch und spüren Sie, was im Körper passiert.

Machen Sie die Übung zu zweit, so legt sich der Übende hin. Der Begleiter beobachtet die Atmung des Liegenden, um dann mit seinem Atemrhythmus zum Beispiel einen Arm leicht hochzuheben und wieder zu senken. Die Atmung leitet die Bewegung an!

Sie können bei bestimmten Beschwerden gezielt in einem Körperbereich oder aber zur Verbesserung der allgemeinen Befindlichkeit mit ganz unterschiedlichen Stellen am Körper arbeiten.

2. Arbeit an einem Segment

In der Bioenergetik besteht bei vielen die Auffassung, daß sich körperliche Schwierigkeiten und Blockierungen in einem Körpersegment festsetzen. Es geht nicht so sehr um die Verspannung in einem Muskel, sondern um das Verspannungs- und Blockierungsmuster in einem Körpersegment als ganzem. Durch die Beeinträchtigung eines Körpersegments ist natürlich die Gesamtheit des Organismus gestört.

Die längere Beschäftigung durch gezielte Übungen an einem Segment dient:
- der Lockerung von Muskeln
- der gezielten Linderung von Schmerz
- die Berücksichtigung der Atmung, der Erweiterung, der Erfahrung und Sensibilität für diesen Bereich in seiner Vielschichtigkeit und Bedeutung
- der Stimulierung des Gesamtorganismus zur Neustrukturierung.

Die verdichtete Beschäftigung mit einem Segment ermöglicht die Erfahrung, welche Impulse von diesem Segment aus in den ganzen Körper wandern und gibt Einblick, welches die persönlichkeitstypischen körperinternen Impuls- und Bewegungsabläufe sind.

Als Beispiel sei der obere Brustbereich angeführt. Es gibt viele Übungen, Massagen und Körperhaltungen, um mit diesem Segment zu arbeiten.

Eine denkbare Übung kann so aussehen: Legen Sie sich über eine kleine, feste Deckenrolle, so daß die Rolle quer zur Wirbelsäule in Höhe der Schulterblätter liegt, oder mit der Brust in Höhe des Brustbeins auf die Deckenrolle. Wenn Sie starke Verspannungen oder mobilisierte Energie verspüren, beginnen Sie auf unterschiedliche Art zu schlagen: mit den Fäusten auf eine Matratze, mit einem Tennisschläger auf ein Bett. Sind Sie zu zweit, wäre Massage eine Möglichkeit, die aufgestaute Energie zu lösen.

Nachdem Sie verschiedene Übungen gemacht haben, stellen Sie sich in die Elefantenposition, um den Oberkörper, die Arme und den Kopf aushängen zu lassen. Hierdurch gestatten Sie sich, innerlich loszulassen, um Gefühle zu spüren, um sich an wichtige Personen oder Ereignisse in Ihrem Leben zu erinnern. Berichten Sie Ihrem Begleiter davon. Sie werden im Laufe der Zeit merken, daß die Körpererfahrung, der Einsatz und die Wirkung einer neuen Übung, das Gefühl, die Erinnerung und das gemeinsame Gespräch sich immer belebter gestalten werden. Man kann fast sagen, daß Sie Ihren Körper, Ihre Persönlichkeit und Ihre Vergangenheit aus dem Blickwinkel des oberen Brustbereichs heraus zu erkunden beginnen.

Nun ist das Körpersegment immer in Beziehung zum Gesamtorganismus zu sehen. Achten Sie also bei den Übungen, in der Ruhephase und im gemeinsamen Gespräch darauf, wie die Auswirkungen auf den ganzen Körper sind. Vielleicht spüren Sie, das Sie traurig oder aggressiv werden. Oder Sie fühlen sich erschöpft, allein gelassen oder aber glücklich, weil jemand Sie begleitet und stützt. Vielleicht lockert sich an anderer Stelle im Körper etwas, oder Sie spüren irgendwo anders ein leichtes Vibrieren, ein Zucken, Wärme oder Kälte.

Fragen Sie nicht nach den Ursachen, seien Sie froh darüber, einen bislang verspannten, blockierten, vielleicht auch unsensiblen Körperbereich zu erforschen.

Nutzen Sie die Chance der körperinternen Wechselwirkungen und die so hervorgerufene Reaktion einzelner nicht angesprochener Körpersegmente!

3. Halb-autonome Körperreaktionen

Das Erlernen der Wahrnehmung von Körpersensationen ist, wie bereits erwähnt, sehr wichtig. Jeder wird im Laufe der Arbeit und des Übens bestimmte Körpersensationen oder bestimmte Körperbereiche immer wieder wahrnehmen und erleben. Die Beschäftigung im weiteren Übungsverlauf mit diesen, vielleicht schon vertraut gewordenen Sensationen erleichtert und fördert die Sensibilisierung des Körpers – bei gleichzeitiger Förderung von Assoziationen. Je sensibler Sie für Körpersensationen werden, je weniger Sie abhängig sind von Gedankenkonstruktionen und inneren Programmen, desto eher werden Sie halb-autonome Körperreaktionen wahrnehmen und möglicherweise auch fördern. Ihre Angst, sich auf körperlicher Ebene zu erfahren, wird kleiner.

Legen Sie sich auf den Rücken, stützen Sie die Füße auf, so daß die Knie angewinkelt sind, schließen Sie die Augen, legen Sie die Arme rechtwinklig zum Körper und beginnen Sie dann ganz langsam, wie in einer Zeitlupe, die Arme hochzuheben, so daß die Hände sich irgendwo in der Luft treffen. Bewegen Sie dann die Arme genauso langsam wieder zum Boden zurück. Vergessen Sie dabei die Zeit. Die Übung dauert ca. 20, 30 oder 40 Minuten. Erschrecken Sie nicht über die Länge der Übung. Nehmen Sie die Übung wie eine Entdeckungsreise in Ihre Arme, in Ihre Schultern, in den Brustkorb und vielleicht in den ganzen Körper. Sie werden feststellen, daß ganz unterschiedliche Körpersensationen auftreten können – wie Verspannungen, Schmerzen, Wärme, Kälte, Zittern etc. Bleiben Sie immer wieder mit Ihrer Aufmerksamkeit bei diesen Sensationen. Registrieren Sie Ihre Gedanken, aber lassen Sie sie dann auch wieder weggehen.

Wiederholen Sie diese Übung regelmäßig, so werden Sie neue Erfahrungen machen, die sich im Laufe der Zeit zu einem Gesamtbild zusammenfügen.

Sie helfen Ihrem Körper, lebendig und wieder autonom zu werden. Sie unterstützen Assoziationsketten und fördern das Vertrauen in körpereigene Prozesse. Hinzu kommt letztlich die Gewißheit, die Gesundheit Ihres Körpers beeinflussen zu können.

4. Lautes Atmen

Nachdem die Wechselwirkung von Atmung und Bewegung näher erläutert wurde, soll der Kreislauf durch den Aspekt von Stimme und Tönen erweitert werden. Die Atmung berührt die Stimmbänder. Hierdurch entstehen ganz leise bis laute Geräusche. Nun ist es so, daß erhöhte Bewegung und erhöhte Anstrengung die Lautentwicklung intensivieren. Im Idealfall wächst das Stimmenvolumen entsprechend der Anstrengung bei der Übung. Erfahrungsgemäß sind die Geräuschentwicklung, die Lockerung der Stimme und das Tönen für die meisten sehr schwer. Zu Anfang erlebt man oft in den Übungsgruppen, daß, sobald die Übungen anstrengender werden, die Atmung immer flacher und die Stimme immer leiser wird. Vielfach bleibt der Mund einfach geschlossen. Es scheint, als hätten einige Angst, als fänden andere es fast angemessen, leise zu bleiben, als würden sich wiederum andere schämen.

Das Tönen und die Geräuschentwicklung ermöglichen einen einzigartigen Zugang zu inneren Körpersensationen, die Chance, den Atemraum in seinem vollen Volumen zu spüren und die Sensibilisierung des Hörens, den Kopf als lebendigen Raum voller Schwingungen zu erleben. Und auch dieser Kreislauf ist mit tiefen Gefühlen, mit Gedanken, mit Erinnerungen an Maßregelungen von früher, an kindliches Schreien, an Sexualität, Gewalt und Angst verknüpft. Geräuschentwicklung und Tönen, bei unterschiedlicher Anstrengung, Aktivität und Bewegung dienen:

- der Einbeziehung des Kopfes in körperliche Prozesse
- der Entladung energetischer Kräfte und körperlicher Anstrengung
- der eindeutigen Wirkung auf andere
- der (Er-)lösung starker innerer Spannungen
- der erweiterten Sinneserfahrung
- der Stimulierung zur Neuorganisation durch Vibration im Kopf

Legen Sie sich auf den Rücken, die Knie werden angewinkelt oder auf eine Deckenrolle gelegt. Die Augen sind geschlossen. Tönen Sie beim Ausatmen, ohne sie natürlich stark zu beeinflussen, mit dem Vokal *a*. Fühlen Sie Ihren Körper. Was passiert? Wo erleben Sie die Resonanz im Körper, wo ist das *a* in Ihrem Körper? Legen Sie eine Hand auf diese Stelle und spüren Sie die Resonanz unter Ihrer Hand.

Verfahren Sie ähnlich mit den anderen Vokalen. Orten Sie die Vokale im Körper, spüren Sie die Änderung Ihrer Stimmung und mit der Hand die Resonanz Ihres Körpers.

Verbinden Sie die unterschiedlichen Vokale mit verschiedenen Stimmungen. Ist Ihnen eine dieser Stimmungen eher vertraut, hat Sie eine andere überrascht?

Achten Sie darauf, daß Sie nicht zu tief und zu heftig atmen, und verhindern Sie, daß Sie sich in das Tönen hineinsteigern. Gestatten Sie Ihrem Kopf, hörbarer Resonanzraum zu sein, so als könnte Ihr Gehirn sanft vibrieren. Die Mobilisierung von Energien im Kopf hat gewiß Auswirkungen auf das Atemzentrum und die verschiedenen Atemräume. Je lockerer, sensibler und durchlässiger der Bereich um das Atemzentrum ist, desto freier können sich Impulse von dort in den Körper bewegen. Atmung wird weniger zur unbewußten Anstrengung, und die entsprechenden Atemräume werden funktional belebt und gelockert.

Das gemeinsame Tönen mit anderen verleiht der Gruppenarbeit und dem Körpererleben in der Gruppe eine neue Dimension. Die individuell unterschiedliche Höhenlage und Intensität der Stimme das Zusammenspiel doch so verschiedener Atemmuster und Stimmlagen, hilft der Gruppe, sich in einem Meer von Schwingungen, Vibrationen, Wellen, Energie und Dynamik zu erleben. Raum und Zeit scheinen vergessen zu sein. Es beginnt, sich eine Eigendynamik von schwebenden Rhythmen in der Gruppe zu entwickeln, einen Augenblick scheinen Körperwahrnehmung, Erinnerung, Gefühl, die Überprüfung und kognitive Kontrolle irrelevant zu werden. In der Regel nimmt das laute Atmen in der Gruppe viel Raum und Zeit in Anspruch. Die Gruppenmitglieder sind tief beeindruckt, beglückt und fühlen sich mit ihrem Körper und den anderen in der Gruppe eng verbunden.

Eine andere Form des Mit-Tönens besteht innerhalb jeder leicht vertieften Körperübung zu zweit. Wann immer die Atmung während einer Übung von Ihrer Stimme und verschiedenen Geräuschen begleitet wird, bekommt die Übung einen intensiveren Charakter. Wenn Sie jemanden begleiten, versuchen Sie, ein Gespür für die stimmliche Qualität des anderen zu bekommen. Versetzen Sie sich in seine Gefühlslage, beobachten Sie genau, was im Körper passiert, und beginnen Sie vorsichtig und leise, so daß der Übende es zu Anfang kaum hören kann, seine Geräusche zu imitieren. Sie werden erleben, daß im Laufe der Zeit Ihr Mit-Tönen im Einklang zu seinem körperlichen Erleben und Gefühlszustand steht. Als Übender achten Sie auf Ihren «stimmlichen» Spiegel, vielleicht eröffnet sich Ihnen ein neuartiger Zugang zu angstbesetzten, abgewehrten Gefühlen.

Sie werden erleben, daß das Tönen und Mittönen eine der ursprünglichsten Erfahrungen des Energiepotentials Ihres Körpers darstellt!

5. Energie und Form

Die Bioenergetik befaßt sich mit der Wechselbeziehung von Energie, Aufladung, Entladung und Formgewinnung. Konkret ist damit das Verhältnis von Erregung, Gefühl, Dynamik, Beweglichkeit einerseits und sichtbarem, spürbarem Körper, Körperausdruck, Haltungen und Verhalten andererseits gemeint.

Lowen sieht zwei Arten von Energie:
■ Die **Körperenergie**, die sich in den Stoffwechselvorgängen etc. ausdrückt.
■ Die **Überschußenergie**, die Grundlage für Gefühle, Gedanken, Erinnerungen und Stimmungen des Menschen ist. Die Entladung der Überschußenergie ist nach Lowen viel intensiver als die der Körperenergie.
Ladung hat immer etwas zu tun mit der Fähigkeit, Energie aufzubauen, zu verdichten, zu formen und loszulassen. Nach Lowen gibt es zumindest zwei Grundvorstellungen darüber, wo die Zentren energetischen Potentials liegen:

■ Die Energieentwicklung findet vom Zentrum zur Pheripherie des Körpers statt.

■ Es gibt drei Energiereservoirs Kopf, Brust, Becken, die durch regulative Verbindungen (Nacken-Gürtellinie) in Zusammenhang stehen und Energie freisetzen.

Es ist gewiß Sache eines ausgebildeten bioenergetischen Analytikers, den Energiefluß, die Formgewinnung, die lebensgeschichtliche Bedeutung und ihr Zusammenwirken zu verstehen. Hier soll nicht im einzelnen auf die Kreislaufprozesse von Energiefluß und -form eingegangen werden. Die beiden Eigenschaften, nämlich sich dynamisch, energetisch zu fühlen und eine feste Form, die sicher wandelbar ist, aber Bestand hat, zu erleben, gehört zur Grundausstattung aller bioenergetischen Körperarbeit. Sich in diesem Zusammenspiel zu erfahren, stärkt das Gefühl von Identität: ein lebendiges Wesen zu sein und sich im Laufe des Lebens als einzigartig, aber auch konstant zu erleben!

Die Arbeit mit dem Energiefluß und der Form rüttelt den lebensgeschichtlich erworbenen Körperausdruck und das Gefühlserleben wach.

6. Öffnung und Gegensteuerung

Eine häufige Erfahrung in der bioenergetischen Arbeit ist die Gegenreaktion eines anderen Körpersegments, nachdem ein anderes gelockert, entspannt, gelöst oder geöffnet wurde. Es ist offensichtlich, daß der Organismus dem gezielten Einfluß entgegensteuert, um in Balance zu bleiben, sich zu sichern und die Wirkung der Übung zu «relativieren». Dies ist ein lebenserhaltender Vorgang im Organismus, aber auch eine Einschränkung gegenüber jeglicher Veränderung und Neuorganisation.

Wundern Sie sich also nicht, wenn Sie derartige Vorgänge während der Übung bemerken. Es hat für den Körper des Übenden gewiß eine Bedeutung/Funktion, daß er so und so gegensteuert. Vorschnelle Deutungen und Bewertungen behindern die Erfahrung von Lockerungs-, Lösungs- und Gegenreaktionen. Wird die

Kopplung von Zulassen und Gegensteuern auf Erfahrungen innerhalb der Übungen ermöglicht, so wird gleichzeitig ein Spannungsbogen im Körper aufgebaut, der eine intensive Beschäftigung zweier sich zunächst ausschließender Reaktionen bewirkt. Es ist gar nicht so einfach, die Realität zweier so unterschiedlicher Pole im eigenen Körper einer Grundlage zuzuordnen. Wahrscheinlich sind wir eher geneigt zu sagen, ich bin locker *oder* ich bin angespannt, aber beides?

Sie erinnern sich vielleicht noch an die Bemerkungen zu Beginn der Warming-up. Stellen Sie sich noch einmal in die Grundstellung, nehmen Sie die Bogen- oder die Elefantenhaltung ein und spüren Sie die aufkommenden Vibrationen in den Beinen. Sie stellen sicherlich fest, daß an anderer Stelle im Körper oder beim Atmen, Vibration und Lockerung gerade ins Gegenteil umzukippen drohen. Die meisten machen die Erfahrung, daß erhöhte Anspannung und Vibration die Atmung abflachen, die Spannung im Zwerchfell, in den Schultern, im Kiefer oder irgendwo anders ansteigen läßt.

Nehmen Sie diese Vorgänge als einen notwendigen Schritt der energetischen Körpererfahrung und als Chance, einen Spannungsbogen im Organismus aufzubauen, so daß neue Prozesse entstehen. Sie können auch gezielt mit dem Verhältnis von Lösung und Gegensteuerung Erfahrungen machen. Wählen Sie eine Körperhaltung, eine Übung aus, indem Sie zwei Dinge beachten: entscheiden Sie sich für die Lockerung in einem Körpersegment und die gleichzeitige Gegensteuerung in einem anderen Segment. Achten Sie genau darauf, was im Körper passiert, was sich zuspitzt, wie sich Auflockern und Gegensteuerung auf die jeweiligen Körpersegmente auswirken. Wird die Spannung spürbarer, anstrengender, schmerzhafter? Vielleicht bemerken Sie, daß Gefühle wie Ärger, Neugier, Angst und Spaß aufkommen.

Legen Sie sich auf den Boden oder eine Matratze, beißen Sie die Zähne aufeinander oder drücken Sie den Kopf auf den Boden, um dabei gleichzeitig mit den Füßen zu trampeln, mit den Beinen zu schlagen oder durch die Schmetterlingsübung das Vibrieren der Beine hervorzurufen.

Üben Sie zu zweit, so legen Sie sich hin, stützen Sie Ihre Füße auf, machen Sie ein leichtes Hohlkreuz, so daß der Po auf den Boden gedrückt wird. Der Begleiter kann nun den Kopf des Übenden in die Hände nehmen, um ihn vorsichtig sanft hin und her zu bewegen, um ihn zu lockern. Wiederholen Sie die Übung auch mit den Armen.

Denken Sie sich weitere Möglichkeiten aus, wie Sie den Spannungsbogen zwischen Öffnen und Gegensteuerung vielseitig und sehr individuell variieren können.

Jedes Segment kann aktiviert oder angespannt und mit jedem anderen verknüpft werden.

7. Kopplung zentraler physiologischer Funktionen

Zwei zentrale Regulationsmechanismen des Körpers sollen erwähnt werden, die in ihrem Zusammenspiel für die Bioenergetik eine Rolle spielen. Einerseits wird die Erlebnis- und Funktionstüchtigkeit des Menschen durch seinen Bezug zur Schwerkraft und andererseits durch automatische Funktionen des autonomen Nervensystems wie zum Beispiel dem Stoffwechsel gekennzeichnet.

Stehen, gehen, liegen, sitzen sind Erlebnis- und Ausdrucksformen des Menschen, die auf der Balancefähigkeit des Organismus basieren. Stehen ist nie statisch, sondern beruht auf dem komplizierten Zusammenspiel von Skelett, Muskeln, Sehnen und Bändern – gegen die Schwerkraft. Auch wenn Sie meinen, ruhig zu sein, balanciert Ihr Organismus innerlich gegen und mit der Schwerkraft.

Alle Stoffwechselfunktionen des Körpers werden von der Zusammenarbeit des sympathischen und parasympathischen Nervensystems kontrolliert. Körperinterne Prozesse drücken sich also in einem komplizierten Zusammenspiel von aktivierenden und desaktivierenden Momenten aus. Der Mechanismus des sympathischen Nervensystems befähigt den Menschen, sich an die Außenwelt zu richten und in ihr zu bestehen. Der sogenannte

«Kampf- oder Fluchtmechanismus» erfordert die Funktionstüchtigkeit folgender Körpersysteme: des Skeletts, der Muskulatur, des Herz-Kreislauf-Systems und des zentralen Nerven- und Hormonsystems. Diese Funktionstüchtigkeit ergibt sich aus dem lebendigen Zusammenspiel von Stimulation des sympathischen Zweigs und dem Bremsen bzw. Unterdrücken von Impulsen des parasympathischen Zweigs.

Der Mechanismus des parasympathischen Nervensystems aktiviert die Fähigkeit zur Ruhe und Erholung. Folgende Körpervorgänge werden davon berührt: die Verdauung, die Ausscheidung und das Immunsystem. Wenn kein äußeres Problem, keine Anforderung und Belastung bestehen, bewirkt der Organismus die Regeneration innerer Bedürfnisse.

Der Organismus befindet sich entweder in einer handelnden Phase oder in einer Ruhephase; beides gleichzeitig ist nicht möglich. Das Zusammenspiel und der Wechsel dieser Phasen hängt von äußeren Faktoren (Belastung, Streß etc.) und körperinternen Zyklen ab.

Es ist gewiß zu kompliziert, die Hintergründe und differenzierten Folgen dieser Zusammenhänge eingehend zu durchleuchten. Fühlen Sie sich ermutigt zu überprüfen, ob Sie in Ihrem Leben eher den aktiven oder den desaktiven Teil verkörpern, aktive und desaktive Momente bevorzugen? Wechseln sich diese Momente ab oder sind die Übergänge gleitend? Von welchen äußeren Faktoren hängt das ab? Überprüfen Sie dies mit Hilfe Ihrer Lebenserfahrung, stellen Sie einen Zusammenhang zu den Erfahrungen in den Übungen! Differieren Sie?

Die Arbeit gegen die Schwerkraft oder mit ihr ist ein normaler Vorgang im Organismus, nur bereitet es dem einen mehr und dem anderen weniger Mühe. Der eine erfährt mehr Freude und Glück dabei, der andere eher Probleme und Schwäche.

Mancher fühlt sich, obwohl die Lebensumstände das nicht fordern, zum aktiven Handeln gedrängt, ein anderer Körper benötigt mehr Ruhe, Zeit zum Ausruhen. Diese körperinternen Bedingungen bestimmen das Verhältnis zur Schwerkraft. Die Fähigkeit, entsprechend der Schwerkraft zu reagieren, drückt sich im Verhältnis der Körpersegmente zum Gesamtorganismus aus.

Sie können jede Übung machen, um Ihre Erfahrungen in bezug auf das autonome Nervensystem zu durchleuchten und zu überprüfen. Wenn Sie zum eher aktiven Teil gehören, dann erleben Sie wahrscheinlich in den Übungen aggressive Gefühle, den Drang zur Leistung, viel Motivation, Nervosität, Entschiedenheit etc. Desaktive Menschen sind im Unterschied dazu eher auf längerfristige Handlungen und nicht auf kurzfristiges Reagieren bezogen. Wenn Sie sich eher so erleben, dann spüren Sie wahrscheinlich bei den Übungen viel Phantasie und Erinnerungserleben, Intuition, schwache Konzentration und doch viel Durchhaltevermögen, schöngeistige und kreative Aspekte.

Prüfen Sie jetzt, ob Sie eher zum aktiven oder zum desaktiven Erleben und Handeln neigen. Stellen Sie sich in die Grundstellung, spüren Sie Ihre Atmung und bewegen Sie die Knie mit dem Einatmen leicht nach unten und beim Ausatmen wieder nach oben. Folgen Sie mit der Bewegung Ihrer eigenen Atmung. Spüren Sie dabei, was passiert, und achten Sie auf Impulse, die in Ihnen geweckt werden. Ändert sich die Atmung? Werden Sie schneller oder langsamer? Registrieren Sie!
Wiederholen Sie die Übung nach einer Ruhepause. Werden Sie schneller. Beugen Sie Ihre Beine unabhängig vom Atemrhythmus, gehen Sie Ihren Gefühlen nach. Wie reagiert der Körper? Wie kommen Sie mit Ihren körperlichen Impulsen klar? Wie stehen Sie?
Ändern Sie wieder die Übung, indem Ihre Bewegung in den Knien langsamer wird als Ihre Atmung. Machen Sie dies eine Weile und spüren Sie nach, indem Sie mit leicht gebeugten Knien stehenbleiben. Welche Gefühle tauchen jetzt auf? Besprechen Sie Ihre Erfahrungen mit Ihrem Partner oder schreiben Sie auf, wie Sie die Übungen gemacht haben und welche Erfahrungen Sie dabei gemacht haben. Wie hat Ihr Körper auf die verschiedenen Übungen reagiert? Wie empfinden Sie im Alltag Ihr aktives bzw. passives Verhalten?

Nutzen Sie diese Erfahrung als Leitlinie für die weitere Gestaltung der Übungen. Wählen Sie solche Übungen aus, die Ihnen guttun. Wenn Sie also Ruhe brauchen, verlieren Sie sich nicht in aktiven, dynamischen und heftigen Übungen. Wollen Sie Ihre Aktivität und Kraft spüren, dann vermeiden Sie die Flucht in Gedanken und Phantasien, achten Sie darauf, daß die Spannkraft im Körper stimmt und Sie Gefühle und Stimmungen körperlich ausdrücken können.

Nutzen Sie auch die Chance, die Erfahrungen, die Sie jetzt während der Übungen gemacht haben, auf Ihre Lebensgeschichte, auf Ihre Kindheit zu beziehen. Fragen Sie sich, ob Sie früher eine Weile lebensbejahend aktiv und dynamisch waren und aus welchem Grund Sie ins Gegenteil verfielen. Was ist damals passiert? Wie haben Sie darauf reagiert?

8. Vorgang und Kortikale Kontrolle (KK)

Das Gehirn ist zuständig für die Steuerung bestimmter Vorgänge und Kreisläufe im Körper. Das Zwischenhirn kontrolliert die automatischen biologischen Bedürfnisse wie Verdauung, Ausscheidung, Atmung etc. Das limbische System (Randgebiet zwischen Hirnstamm und Großhirn) ist verantwortlich für den Bereich des Gefühls, des Instinkts und der Impulse. Während der zerebrale Kortex (Hirnrinde) die typisch menschlichen Funktionen und Leistungen regelt wie Sprache, Denken, Organisieren etc. Darüber hinaus ist der Bereich des Kortex in der Lage, den Einfluß anderer «niederer» Gehirnzellen zu hemmen. Diese Fähigkeit wird Kortikale Kontrolle (KK) genannt. Sie reagieren unter Belastung, in einer Krise und in Streß-Situationen und durch die Reduktion körperinterner Vorgänge wie Verdauung, Atmung etc., so daß die kortikalen Fähigkeiten sich durchsetzen können. Sie versuchen in der Regel, sich zu kontrollieren, um entsprechend der Belastungssituation reagieren zu können. Sie halten «überflüssige» Bewegungen zurück, Gefühle und Muskelaktivitäten werden gebremst und gebunden.

Es gibt graduelle Unterschiede bei der Kortikalen Kontrolle in Streß-Situationen. Menschen mit großer Kortikaler Kontrolle neigen zum übersteigerten, vielleicht zwanghaften Denken, zur bewegungslosen Distanzhaltung, zur stark reduzierten Bewegung, zur rein verbalen Ausdrucksweise und ständigen Kontrolle. Andere hingegen zeichnen sich bei geringer KK durch körperliche Schwäche, stark gefühlsbetontem Körperausdruck, heftige, oft unkontrollierte Körperbewegungen, Beeinflußbarkeit und reduzierte Selbstkontrolle aus. Der graduelle Unterschied der KK und ihre Auswirkung auf die Persönlichkeit bestimmen Ihre Strategien der Lebens- und Streßbewältigung, deren Signal bestimmte körperliche Ausdrucksformen und körperinterne Kreislaufprozesse sind. Sie können sich sicherlich vorstellen, daß die Hemmung durch die KK die anderen Gehirnfunktionen einschränkt. So werden zum Beispiel bei starker KK die Stoffwechselvorgänge herabgesetzt, was wiederum Einfluß auf den aktiven bzw. desaktiven Ausdruck des Körpers hat. An dieser Stelle soll nicht im einzelnen auf die möglichen Einschränkungen, Stärkungen bestimmter Kreislaufprozesse eingegangen werden, sondern Ihnen die Möglichkeit gegeben werden, die Auswirkung der KK unter Streß, in einer belastenden Übung zu erfahren. Sie können diese Hilfe zur Selbstdiagnostik und als Anleitung für zukünftige Übungen nutzen.

Stellen Sie sich in die Grundstellung, schieben Sie das Becken leicht nach vorn, so daß Sie die Bogenhaltung einnehmen. Gehen Sie dann weiter in den Knien so lange nach unten, bis das Becken nach hinten geht oder die Hacken sich vom Boden heben. Stoppen Sie dann Ihre Bewegung! Fühlen Sie diese Haltung, erleben Sie die Spannung, die vertiefte Atmung und spüren Sie Ihre Stimmung. Bleiben Sie in dieser Haltung 10–12 Atemzüge, gehen Sie dann mit dem Becken wieder zurück und stellen Sie sich in die Ausgangsstellung. Legen Sie eine Ruhepause ein, wiederholen Sie dann die Übung, bis Sie etwa 20 Minuten in Bewegung waren. Die Erfahrung während der Wiederholung wird interessant sein: Es tauchen vielleicht Gefühle von Ärger, Unwillen und Erschöpfung auf, die Spannung im Körper erhöht sich, Sie fragen sich nach dem Sinn der Übung. Aber üben Sie weiter! Erleben Sie immer mehr das Zusammenspiel und den inneren Widerstreit zwischen erhöhter körperlicher Anspannung, Wiederholung der Übung und kontrollierenden Gedanken. Wie erleben Sie diesen Widerstreit? Was fällt Ihnen dabei auf? Woran erinnern Sie sich? Achten Sie auch auf Ihre Phantasien, auf Gedanken, die Ihnen wie eine Hilfe erscheinen; Gedanken, die vielleicht beginnen, «wenn... dann könnte ich...»

Setzen Sie sich, schreiben Sie Ihre Gedanken und Erfahrungen auf, überprüfen Sie diese an Ihrer Alltagserfahrung und besprechen Sie alles mit Ihrem Begleiter. Nutzen Sie Ihre Erfahrungen aus dem inneren Widerstreit zur Selbsteinschätzung und Gestaltung zukünftiger Übungen. Wo liegen Ihre Potentiale, was wirkt bremsend, was hat Sie überrascht und was sollten Sie in Zukunft stärker ausprobieren?

Haben Sie Mut, diese Form der Selbsteinschätzung und Übungsplanung stets zu wiederholen.

«Körperexterne» Kreisläufe

Sicher gewinnen Sie allmählich Freude daran, Ihren Körper zu erkunden und eine Ahnung von den vielschichtigen Vorgängen im Organismus zu bekommen. Bei den Übungen mit einem Begleiter oder in einer Gruppe eröffnet sich Ihnen eine neuartige Dimension der Körpererfahrung. Es ist nicht selbstverständlich, den Körper eines anderen Menschen einfach so zu betrachten, wahrzunehmen und in seiner vielfältigen Ausdrucksweise zu erfahren. Manchen ist es peinlich, manche haben Angst, manche glauben, in die Intimsphäre des anderen eingedrungen zu sein.

Was geschieht nun aber, wenn Sie jemanden in der Übung erleben – wenn Sie sehen, wie er zittert, wie die Atmung sich ändert, wie der Blick plötzlich auf Sie gerichtet ist, wie Gefühle aufkommen? Was lösen Wahrnehmung und Miterleben bei Ihnen aus? Und wie ist es, nicht zu reagieren und schlicht da zu sein? Spüren Sie den Wunsch, auf den anderen zuzugehen, die Situation zu ändern oder etwas zu sagen? Lernen Sie im Laufe der Zeit, durch die Begleitung den Körper gewissermaßen von außen wahrzunehmen und zu erleben, die Sprache des Körpers zu erahnen und die Spannung in der Beziehung wachsen zu lassen, um sie zu verstehen.

Machen Sie die Übungen mit einem Ihnen vertrauten Begleiter:
- damit Sie nicht allein sind
- Sie Stütze bekommen
- Ihnen jemand zuhört
- Sie jemandem von sich berichten können
- Sie selbst als Begleiter den Körper eines anderen beobachten können

Entdecken Sie dabei den Unterschied, wie Sie die Übungen allein oder mit einem Begleiter empfinden. Und erinnern Sie sich an Si-

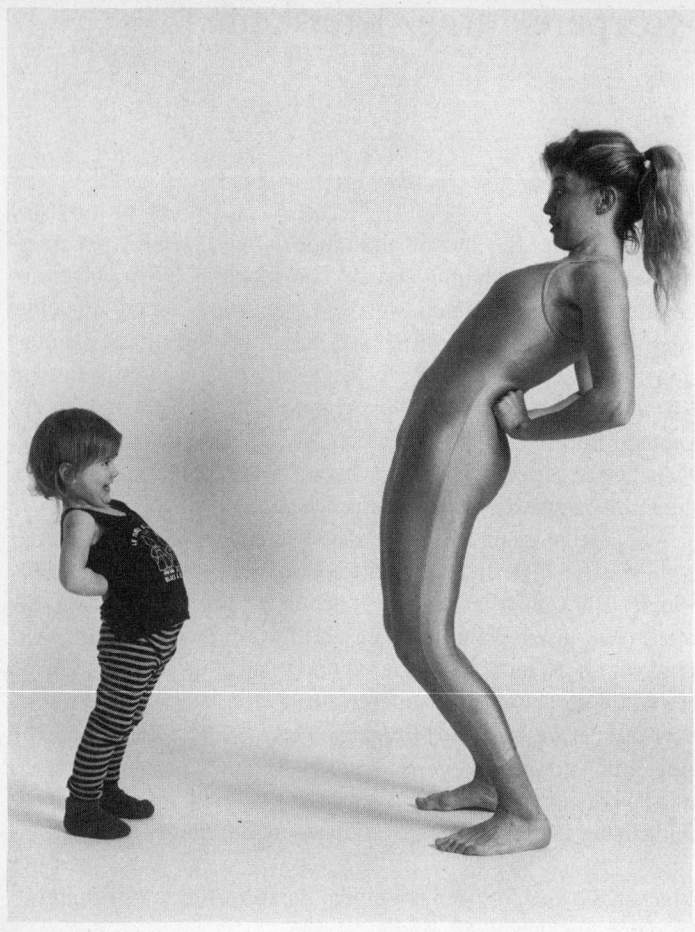

tuationen, in denen Sie nicht allein sind, zum Beispiel in einer Gymnastik- oder Arbeitsgruppe.

Als Begleiter haben Sie die Aufgabe, auf die Ausführung der Übung zu achten. Ebenso sind Sie aufgefordert, anwesend zu sein, Ihren Partner zu stützen, ihm zuzuhören und ein Gegenüber zu sein.

Achten Sie auf die Atmung, die Körpersensationen, die Bewegung und den Ausdruck des Körpers. Wie verhält es sich mit der

Verbindung von Worten und körperlichem Ausdruck? Wann beginnt der Übende zu sprechen? Wie reagiert sein Körper, wenn er Ihnen von seinen Erfahrungen berichtet? Trauen Sie sich, eine Verbindung herzustellen, indem Sie, «Wenn...dann...-Sätze» bilden wie etwa:

Wenn der andere über die Vibration in den Beinen berichtet, dann zieht er die Augenbrauen zusammen oder: *Wenn während der Übung ein tiefer Seufzer erfolgt, dann will der andere gleich weitersprechen und berichten.*

Fragen Sie bei den Sätzen nicht nach dem Ursache-Wirkung-Verhältnis, registrieren Sie und achten Sie auf die Wirkung der Sätze bei Ihnen oder wenn Sie diesen Satz Ihrem Gegenüber mitteilen. Helfen Sie dem Übenden, indem Sie immer wieder auf die Ruhepausen achten. Sie müssen lang genug sein, um spürbare Wirkungen zu ermöglichen. Auch wenn der Übende dabei vorschnell zu erzählen beginnt, ermutigen Sie ihn, zunächst liegen zu bleiben und seinen Empfindungen nachzugehen. Erinnern Sie sich immer wieder an die Vorgabe in der Übung bzw. Ihre gemeinsame Absprache vor der Übung. Wirken Sie wie ein «Hilfs-Ich» für den Übenden, aber drängen Sie ihn nicht.

Passen Sie auf, daß sich nicht vorschnell ein Gespräch entwickelt, denn Sie müssen erst lernen, miteinander vertraut zu werden.

Rücken Sie dem Übenden nicht zu nahe, lassen Sie ihm genug Raum, so daß er sich in den Übungen körperlich entwickeln und entfalten kann. Sprechen Sie mit Ihrem Partner, sobald Sie unsicher werden. Berücksichtigen Sie Ihre eigenen Grenzen. Notieren Sie Ihre Eindrücke und Erfahrungen, aber schreiben Sie kein Protokoll, sondern erfassen Sie einzelne Worte oder Sätze, entwickeln Sie einen Gedanken, oder malen Sie ein Bild, so daß Sie im anschließenden Gespräch eine Erinnerungsstütze haben.

Sind Sie in irgendeiner Form beunruhigt über den Verlauf, den die Übung nimmt, beenden Sie sie. Schlimmstenfalls können Sie die Übung abbrechen, bestenfalls legen Sie eine Ruhephase ein, fragen Sie dann: *«Was ist geschehen und was fühlst du?»* Mehr nicht! Geben Sie Ihrem Gegenüber die Chance, wieder zur Ruhe zu kommen. Es kann sein, daß Sie bei Ihrem Partner eine konflikthafte Entwicklung spüren oder vermuten. Bitten Sie ihn aufmerksam, die Augen zu öffnen und Sie anzuschauen. Achten Sie darauf, daß Ihr Partner nicht unruhig wird, beginnt, sich heftig zu bewegen und zu atmen – meist jedoch passiert nichts Gefährliches.

Obwohl es Ihrem Partner gutgeht, können Sie selbst in Bedrängnis geraten. Vielleicht hat das, was Sie jetzt beschäftigt, mit der Übung, dem Körperausdruck und den Gefühlen Ihres Partners zu tun. Sprechen Sie mit ihm darüber und nutzen Sie die Erkenntnisse zur Gestaltung einer eigenen Übungssequenz.

Würden Sie jetzt gern mit einem Partner üben? Suchen Sie jemanden, zu dem Sie Vertrauen haben, der Ihnen ein stützender Begleiter sein kann. Im folgenden sollen einige nach außen gerichtete Kreisläufe skizziert werden, damit Sie mit Ihrem Begleiter gezielt üben können, die Wechselbeziehung und die Spannung zwischen Ihnen beiden verstehen lernen. Hoffentlich werden Sie mutig genug sein, zu *zweit* zu experimentieren.

Das Üben mit dem Partner bedeutet einerseits, im Beisein eines anderen Menschen aus sich herauszugehen, *den körperlichen Ausdruck und die hervorgerufene Empfindung auf jemanden zu richten* und andererseits *eine Beziehung zu dem anderen aufzubauen*.

Sie können auf ganz unterschiedliche Art und Weise die nach außen wirkenden Kreisläufe initiieren und gestalten. Orientieren Sie sich an einige meiner Vorschläge und bauen Sie diese durch Ihren eigenen Erfindungsreichtum und Ihre Kreativität aus. Halten Sie sich dabei an die bioenergetischen Leitlinien.

Es ist in der Regel nicht einfach, mit der Wahrnehmung auf der körperlichen Ebene zu bleiben, ohne vorschnell zu interpretieren und Einfluß zu nehmen. Hier sollen Ihnen einige Übungen vorgestellt werden, die Ihnen gemeinsam mit Ihrem Begleiter die Möglichkeit geben, Ihren Körper und den Ihres Begleiters differenziert wahrzunehmen, typische Besonderheiten festzustellen und dynamische Prozesse zu initiieren.

Stellen Sie sich in einem Abstand von 2–3 m voreinander hin und entscheiden Sie, wer mit der Übung beginnt. Derjenige, der beginnt, wird über einen Zeitraum von 10 Minuten spontan seinen Gefühlen folgen und dies durch verschiedene Bewegungen ausdrücken. Sprechen Sie nicht dabei. Fragen Sie nicht nach dem Sinn dieser Bewegung. Stellen Sie sich so dar, wie Sie möchten. Der Begleiter hat die Aufgabe, Sie nachzuahmen. Geben Sie Ihrem Begleiter die Möglichkeit, sie zu beobachten, wahrzunehmen und zu fühlen, damit er ein verläßlicher Spiegel sein kann – auch wenn Sie ihn manchmal durch schnelle, komplizierte Bewegungen und Körperhaltungen verwirren möchten.

Sprechen Sie im Anschluß an die Übung miteinander über Ihre Erfahrungen, was Sie gesehen haben, was Sie beobachtet haben, wie es Ihnen als Darsteller und Spiegel ergangen ist.

Die folgende Übung ist ein weiteres Mittel, den nach außen gerichteten Kreislaufprozeß zu mobilisieren: Nehmen Sie eine für Sie typische Körperhaltung ein und bleiben Sie ca. 3 Minuten in dieser Position, ohne sie zu ändern. Ihr Partner setzt sich im Abstand von ca. 2 m hin und beobachtet Ihre Körperhaltung und versucht, sich in Sie hineinzuversetzen. Danach wählen Sie eine zweite und dritte Position und wiederholen das Verfahren von eben.

Tauschen Sie dann die Rollen – ohne zwischendurch zu sprechen. Sprechen Sie anschließend über Ihre Erfahrungen. Werden Sie vertraut mit der körperlichen Erscheinung und seinen verschiedenen Ausdrucksformen, ohne sie zu interpretieren.

Eine dritte Übung soll Ihnen die Schwierigkeit skizzieren, in einem Kreislaufprozeß zu bleiben, und Sie mit dem Konflikt zwischen Körper und Denken konfrontieren.

Ihr Begleiter soll in diesem Fall das, was Sie ausdrücken, verbal wiedergeben. Überlegen Sie sich eine Haltung, die Sie einnehmen wollen. Als Begleiter stellen Sie dies erzählend dar. Sie können vielleicht derart beginnen:

Ich sehe ein Gesicht. Der Mund ist geschlossen, die Backen hell gefärbt. Die Mundwinkel zeigen leicht nach oben (vermeiden Sie zu sagen, daß der andere lächelt, denn dies wäre eine Interpretation). *Die rechte Hand ist auf den Boden gestützt. Die Finger sind gebeugt usw.*

Sie merken, daß Sie auf der rein beschreibenden Ebene bleiben.

Sie werden gewiß unter Streß kommen, denn man kann ja gar nicht gleichzeitig alles, was man sieht und beobachtet, verbal mitteilen. Überlegen Sie, wie es Ihnen dabei geht, aber auch, worauf Sie Wert legen, was Sie häufiger beobachten. Nach den 10–15 Minuten, so lange werden Sie die Übung machen, werden Sie merken, daß sich eine spielerische Spannung zwischen Ihnen entwickelt hat, die den Körperausdruck des einen und das verbale Bemühen des anderen, genaue Beobachtungen zu machen, wiedergibt. Vielleicht stößt die Beschreibung Ihres Partners Sie auf Eigenheiten Ihres körperlichen Ausdrucks, die Sie bisher nicht wahrgenommen haben.

Nach Beendigung der Übung halten Sie einen Augenblick inne, bevor Sie über Ihre Erfahrungen reden, tauschen Sie dann die Rollen.

Vielen ergeht es nach diesen Übungen so, daß sie sich lebendig fühlen, voller Energie und Spannkraft sind, manche jedoch fühlen sich verwirrt. Nutzen Sie aber die Spannung und Impulsivität in der Beziehung zu Ihrem Partner als Chance für neue Erfahrungen.

Einflußnahme und Dialog

Um das Arbeiten zu zweit interessanter zu machen, sollen Ihnen drei weitere Übungen angeboten werden, die den körperlichen Dialog mit dem Partner ermöglichen. Sie werden die Grenzen des gegenseitigen Einflusses kennenlernen.

Derjenige, der beginnt, hat die Rolle einer Puppe oder Marionette zu übernehmen, die nur von dem Begleiter bewegt werden kann. Er wird mit Ihnen all das machen, was er möchte, um Sie als Puppe zum Leben zu erwecken. Und hier ein Tip für den «Puppenspieler»: gehen Sie auf die Eigenart, Besonderheit und Zerbrechlichkeit Ihrer Puppe ein! Bewegen Sie Ihre Puppe zunächst ganz vorsichtig an den Fingern, so daß Sie mit dem Körper des anderen vertraut werden. Bewegen Sie langsam und umsichtig andere Körperteile. Vermeiden Sie Bewegungen, die Ihrem Partner Schmerz zufügen können oder anstrengend sind.

Sobald Sie merken, daß Ihre «Puppe» nicht mehr kann, halten Sie ein. Vermeiden Sie Gewalt! Gestalten Sie die Haltungen Ihres Partners für ca. 10–15 Minuten. Wie wirkt es auf Sie, den Körper eines anderen soweit zu beeinflussen? Was löst das bei Ihnen aus? Haben Sie den Körper des anderen in eine Gestalt gebracht, die Sie gern selbst einnähmen?

Und wie empfinden Sie es, geformt zu werden? Fühlen Sie sich eingeengt, manipuliert, behindert oder befreit? Identifizieren Sie sich mit den Rollen, die Ihr Partner für Sie entwickelt? Sprechen Sie mit Ihrem Begleiter darüber, tauschen Sie Ihre Erfahrungen aus und erörtern Sie das Problem der Manipulation des eigenen Körpers durch Fremde. Beziehen Sie Ihre Erfahrungen auf Ihr Leben, Ihre Kindheit, Ihre Eltern. Gehen Sie dabei den Fragen nach, wann Ihre Beziehung sich zu Ihrem Körper verändert hat, an welchem Punkt sich die ersten kritischen Gedanken zu Ihrem Körperverständnis entwickelten und ob Sie jemals das Bedürfnis verspürten, dies anderen mitzuteilen.

Die nächste Übung beginnt damit, daß einer von Ihnen die Augen schließt und im Raum stehenbleibt. Der andere wird mit einem Pfeifton den Übenden im Raum herumführen. Verstehen Sie Ihr Geräusch als einen Impuls für den «blinden» Partner. Führen Sie Ihren Partner, Hindernisse berücksichtigend, durch den Raum. Machen Sie die Übung 15 Minuten. Sie werden merken, daß der Übende seine Bewegungen, abhängig von seiner Konzentration und dem Vertrauen zum Partner, unterschiedlich kontrolliert. Achten Sie bitte auch auf Ihre Atmung! Können Sie tief durchatmen? Oder verwenden Sie Ihre gesamte Energie, um auf den Ton Ihres Partners zu hören? Haben Sie Angst, fehlgeleitet zu werden? Bald werden Sie Spaß an der Übung haben!

Stellen Sie sich vor, daß Sie als Begleiter neben Ihrem Partner sitzen und miterleben, wie sich sein Körper zum Beispiel nach einer Mobilisierungsübung regeneriert. Achten Sie darauf, daß es sich um eine Situation handelt, in der der Übende beginnt, laut zu atmen. Begleiten Sie mit Ihrem eigenen Ton den Ton des Übenden. Unterstützen Sie ihn, spiegeln Sie ihn gleichzeitig wider und ergänzen Sie seinen internen Kreislauf durch das Mittönen, hierdurch wird in der Regel ein Gefühl von Unterstützung und Anteilnahme vermittelt. Übertragen Sie das Gefühl der Nähe auf Ihr Leben. Was bedeutet das für Sie, wenn die Hemmschwellen zunehmend abgebaut werden? Sprechen Sie ausführlich mit Ihrem Partner darüber und tauschen Sie gegebenenfalls die Rollen in einer weiteren Übung.

Eine weitere Möglichkeit, Nähe zwischen den Partnern aufzubauen, sei noch einmal genannt: suchen Sie während der Übung den Blickkontakt, sprechen Sie nicht, schauen Sie sich einfach nur an. Welchen Einfluß hat der Blick Ihres Partners auf Ihren Körper? Den meisten Menschen fällt es schwer, in sich zu ruhen und Zugang zu einem anderen zu finden. Gelingt es Ihnen, Kontakt zu Ihrem Partner herzustellen, oder fühlen Sie sich beobachtet?

Manchmal bringt der Blickkontakt bei einer tiefgehenden Übung einen Prozeß durcheinander, so kann es zu einem unvorhergesehenen Gefühlsausbruch kommen. Experimentieren Sie mit sich, Ihrem Körper und dem Blickkontakt zum anderen. Wie geht es Ihnen als Begleiter, der nur betrachtet und spürt, welche Wirkung beim anderen hervorgerufen wird. Vermeiden Sie die vorschnelle Reaktion! Ist die Übung vorbei, dann sprechen Sie über die Dinge, die zwischen Ihnen abliefen.

Erdung-Atmung-Kontakt

Wie Sie merken, sind wir bereits tief in den körperlichen Dialog eingestiegen – hoffentlich wird es Ihnen nicht zu persönlich. Eine sehr einfache Konstellation soll Ihnen zeigen, wie Sie die Verbindung Ihres körperlichen Erlebens und den Kontakt zu Ihrem Partner weiter intensivieren können: Setzen Sie sich auf Stühle, die in einem Abstand von ca. 1,50–2 m einander gegenüber stehen. Schauen Sie sich in die Augen, fühlen Sie Ihren Körper, wie Sie sitzen und atmen. Lassen Sie Ihre Gedanken fließen. Achten Sie darauf, wie Körpersensationen, Atmung und Blickkontakt sich im Zusammenspiel gestalten. Einige beobachten und ignorieren dabei die Bedürfnisse ihres Körpers; andere geben sich ihrem Körper hin. Machen Sie sich also klar, wie es sich bei Ihnen verhält, und betrachten Sie sich für ca. 10 Minuten. Sprechen Sie dann über Ihre Erfahrungen miteinander.

Stellen Sie sich nun voreinander hin, in einer Distanz von etwa 2–3 m – wieder in der Rolle von Beobachter und Übender, der sich in der Grundstellung einfindet. Die Knie sind leicht gebeugt und die Füße ca. 25 cm auseinander. Spüren Sie Ihren Atem, Ihren Körper und blicken Sie den anderen an. Wenn Sie ihn nicht mehr anschauen wollen, sondern lieber die Augen geschlossen halten, dann tun sie dies für eine Weile, suchen Sie aber wieder den Blickkontakt. Sie merken, daß Ihr Körper unter Spannung kommt, Sie Probleme mit der Schwerkraft bekommen, die Atmung tiefer wird und der Blickkontakt zu dem anderen die Körperprozesse mehr oder weniger direkt beeinflußt. Möglicherweise werden die Körpersensationen reduziert, gebremst oder aber plötzlich intensiviert. Es werden die Beine vibrieren, die Atmung wird tiefer oder

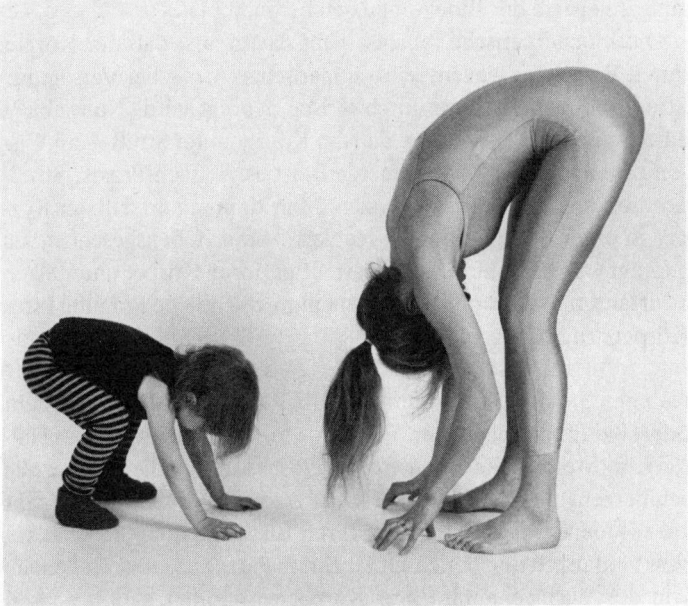

flacher, so daß Sie kaum die Kontrolle behalten. Und das ist auch gut so; der Körper ist lebendig und steuert sich selbst, aber Sie können Einfluß nehmen und Impulse setzen. Fühlen Sie das Wechselspiel zwischen Körpersensationen, der Atmung, Ihrem Gefühl und die Beziehung zu Ihrem Partner. Wie geht es Ihnen dabei? Was fällt Ihnen schwer, was leicht? Wenn die Beine sich zwischendurch strecken wollen, lassen Sie sie immer wieder leicht gebeugt – auch wenn es anstrengend ist. Atmen Sie laut und achten Sie darauf, wie es jetzt ist, den anderen anzusehen.

Sie können diese Übung ergänzen, indem Sie dem anderen von sich erzählen – wie es Ihnen geht und was Sie erleben, aber bleiben Sie dabei in dieser Haltung. Unterbrechen Sie Ihre Erzählung durch eine regelmäßige Pause.

Körperlesen unter Streß

In diesem Abschnitt geht es darum, den Wert der Selbsteinschätzung innerhalb der Bioenergetik zu betonen.

Die bioenergetische Analyse geht davon aus, daß der Körper durch Belastung – eventuell traumatischer Art –, bei Versagung, Streß und insbesondere durch Krisen geprägt wird. Nun gibt es eine anerkannte Erfahrung, daß der Körper unter Streß «sein Wissen offenbart». In der Bioenergetik ist es vielfach Praxis, Streßpositionen diagnostisch zu nutzen. Man kann sagen, daß der Körper in einer Streßhaltung so reagiert, wie er lebensgeschichtlich geprägt wurde. Fühlen Sie sich ermutigt, Ihren Körper unter Streß zu erfahren und Einblick in die lebensgeschichtliche Prägung Ihres Körpers zu erfahren.

Nehmen Sie die Grund- und Bogenhaltung ein. Ihr Partner steht oder sitzt Ihnen gegenüber. Verharren Sie eine Weile in dieser Haltung und spüren Sie Ihren Körper, insbesondere die Stellen, die schmerzen, die verspannt oder locker sind. Wie ist Ihr Kontakt zum Boden, wohin richten Sie Ihren Blick? Achten Sie auch auf Ihre Gedanken und berichten Sie Ihrem Partner davon. Gehen Sie von der Wahrnehmung Ihrer Körpersensationen, der Beschreibung Ihrer Atmung, Ihrer Gefühle und Gedanken aus. Spüren Sie immer wieder dabei Ihren Körper und bleiben Sie in der Bogenhaltung. Ihr Partner wird Sie genau in dieser Haltung beobachten und registrieren, wie Sie stehen. Was bemerken Sie als Beobachter? Achten Sie auf die Mimik Ihres Partners und den Stand seiner Füße! Worauf achtet er, wenn Sie erzählen und die Spannung größer wird! Sobald es Ihnen zu anstrengend wird, nehmen Sie die Elefantenhaltung ein. Bleiben Sie in dieser Haltung eine Weile. Erzählen Sie Ihrem Partner von Ihren Gefühlen. Dieser verhält sich still, fragt nach Ihrer Körperwahrnehmung und den Gefühlen, ohne Sie in ein Gespräch zu verwickeln. Der Beobachter schaut zu – ohne gleich zu interpretieren. Verwickeln Sie Ihren Partner in kein Gespräch.

Sie können erneut die Bogenhaltung einnehmen, um Ihre Wahrnehmung und Erfahrung zu vertiefen bzw. Unterschiede festzustellen. Wenn Sie zwei-, dreimal die Bogenhaltung und die Elefantenhaltung eingenommen haben, legen Sie sich auf den Rücken in die Grundstellung und gehen Sie Ihren Empfindungen nach. Machen Sie sich deutlich, was in Ihrem Körper passiert ist, was Sie wahrgenommen haben. Wie fühlen Sie sich?

Sprechen Sie nach einer Weile mit Ihrem Partner über Ihre Erfahrungen. Berichten Sie ihm davon – ohne eine Antwort zuzulassen, anschließend erzählt Ihr Partner von seinen Beobachtungen, teilt Ihnen seine Wahrnehmungen und Gefühle mit. Eine Beobachtung in Worte zu fassen und dabei auf eine Ursachenerklärung zu verzichten, müssen wir meist erlernen. Überlegen Sie auch, wie es Ihnen geht, wenn Sie mit Ihrem Partner darüber sprechen. Berührt Sie das eine oder andere oder verwerfen Sie es gleich wieder? Bringen Sie Ihre jüngeren Erfahrungen mit denen der Vergangenheit in Einklang? Verstehen Sie sich und Ihre Bedürfnisse jetzt besser? Entwickeln Sie darüber neue Vorstellungen? Wollen Sie dies ergründen?

Und denken Sie daran, die Rollen mit Ihrem Partner zu tauschen!

Sie können diese «Selbsteinschätzungsübungen» im Abstand von einigen Wochen wiederholen. Welche neuen Aspekte tauchen auf?

Bleiben Sie beim «Körperlesen» nicht zu sehr in den bioenergetischen Ansichten über die Entwicklung des Charakters hängen. Nehmen Sie Ihren Körper wahr, versuchen Sie sich zu erinnern und beobachten Sie Ihre Stimmungslage, Ihre Gefühle, um mehr Einsicht in Ihren Körper und dessen Entwicklung zu erlangen. Sie werden beim Körperlesen sicherlich merken, daß es gar nicht so einfach ist, die Signale des Körpers wahrzunehmen und zu verstehen. Es gibt unterschiedliche Wahrnehmungs- und Auffassungsmöglichkeiten. Dieses wird Ihnen im Gespräch mit Ihrem Partner wahrscheinlich deutlich. Wie entwickeln sich die Übungen, wenn Sie sie mit einem anderen Partner wiederholen?

Nehmen Sie diese Phase der Selbsteinschätzung als Grundlage für Ihre Analyse, aber klammern Sie sich nicht an die Signale Ihres Körpers. Beziehen Sie die Erfahrungen auf den Alltag und sprechen Sie mit Freunden und Eltern darüber.

Kopplung von Bewegung und Gespräch

In diesem Abschnitt werden Sie sich durch die Übungen verwirrt fühlen, die Spannung zwischen zwei Kreisläufen verstärken, so daß Sie einen Teil Ihrer Kontrolle verlieren werden. Haben Sie keine Angst! Wählen Sie eine Übung aus, die Sie nach Gutdünken machen, während Sie mit Ihrem Partner sprechen. Sprechen Sie von sich. Ändern Sie nun Ihre Bewegung (das Kapitel «Bewegungsarten» kann Ihnen dabei einige Tips geben). Erzählen Sie ihm weiter von sich, davon, was Sie im Körper erleben und wie es Ihnen geht. Was läuft in Ihrem Körper ab – bei gleichzeitiger Bewegung und Unterhaltung? Kommen Sie durcheinander? Bewegen Sie sich und sprechen Sie dabei! Gehen Sie den Impulsen Ihres Körpers nach und verfolgen Sie Ihren Redefluß, seine Kontinuität und den Bezug zum Partner. Sprechen Sie weiter, obwohl sich Ihre Bewegung ändert! Welche Gefühle und Gedanken werden mobilisiert? Machen Sie zwischendurch eine Pause, in der Sie sich nicht bewegen und aufhören zu sprechen. Schließen Sie die Augen und geben Sie Ihren Empfindungen nach! Stellen Sie einen Unterschied zu vorher fest?

Beginnen Sie wieder mit der Bewegung, ändern Sie sie und sprechen Sie – auch wenn Sie vielleicht ärgerlich werden, lachen müssen oder am liebsten anhalten würden. Ihr Partner wird Sie beobachten und zuhören, damit er Ihnen später seinen Eindruck mitteilen kann. Verfolgen Sie diesen Rhythmus aus Bewegung und anschließender Ruhepause für ca. 20–30 Minuten, sprechen Sie anschließend mit Ihrem Partner darüber. Welche Bewegung gibt Ihnen das Gefühl von Vertrautheit, welche ist Ihnen fremd? Wie haben Sie und Ihr Partner Ihr Sprechen empfunden? Was löst die von Ihnen vermittelte Spannung zwischen Bewegung und Gespräch andererseits in Ihrem Partner aus? Wie wirkt sein Bericht auf Sie? Tauschen Sie die Rollen, so daß Ihr Partner ebenso mit der Spannung experimentieren kann.

Hiermit soll die Darstellung der nach außen wirkenden Kreisläufe enden, aber vielleicht entdecken Sie selbst neue Kreisläufe, weitere Möglichkeiten, Ihren Körper und die Wirkung Ihres Körperausdrucks auf andere und die verursachte Wechselwirkung zu erkunden? Haben Sie Mut, in das Erleben und die Äußerung von körpereigenen Zusammenhängen und Kreisläufen einen Einblick zu bekommen? Es geht um mehr, als nur um die Klärung von Zusammenhängen!

Praktische Übungssequenzen

Grounding-Übungen

Auch in den folgenden Übungssequenzen sollten Sie folgendes berücksichtigen:
- ▨ Achten Sie auf Ihre Atmung.
- ▨ Lassen Sie Ihrem Gefühl Raum.
- ▨ Gestatten Sie sich «einfache» Körpersensationen, beugen Sie die Knie, damit die Beine zittern können, und öffnen Sie die Augen, damit Sie wissen, wie sich die Wirklichkeit für Sie darstellt.
- ▨ Vergessen Sie nicht die Ruhepausen, von ihnen hängt der Gewinn einer Übung für Sie ab.

Stellen Sie sich hin, dehnen und strecken Sie sich, so wie es Ihnen guttut, in alle Richtungen. Bleiben Sie stehen, fühlen Sie, legen Sie eine kurze Ruhepause ein! Gehen Sie in die Grundstellung und verlagern Sie das Gewicht auf das linke Bein. Heben Sie die linke Hacke, drücken Sie die Fußballen und Zehen auf den Boden. Bewegen Sie ganz langsam das linke Knie von der einen Seite zur anderen, und halten Sie den Druck vorn im Fuß auf dem Boden. Stehen Sie auf beiden Beinen und öffnen Sie sich Ihren Gefühlen. Verlagern Sie nach einer Weile das Gewicht wieder auf den linken Fuß und drücken Sie den ganzen Fuß nach unten und bewegen Sie langsam den Fuß von vorn nach hinten, das heißt, heben Sie die Hacke langsam hoch, lassen Sie sie langsam wieder herunter, so daß Zehen und Fußballen angehoben werden. Stehen Sie dann wieder auf beiden Beinen und spüren Sie nach. Beugen Sie das linke Knie etwas stärker, drücken Sie mit dem linken Fuß in den Boden und bewegen Sie ganz langsam das Knie in einer Kreisbewegung. Bewegen Sie das Knie erst in die eine Richtung, dann in die andere. Pausieren Sie auf beiden Beinen. Geben Sie jetzt das volle Gewicht auf die linke Hacke, drücken Sie sie auf den Boden und bewegen Sie langsam den Fuß so, als wollten Sie ihn in den Boden drehen. Machen Sie dies eine Weile. Drücken Sie dann kräftig und bewegen Sie den Fuß schnell, so als wollten Sie ärgerlich eine Zigarettenkippe in den Boden drücken. Spüren Sie wieder, auf beiden Füßen stehend, nach. Nehmen Sie den linken Fuß nach hinten, so daß das Gewicht auf den Fußrücken verlagert wird, lassen Sie die Zehen locker liegen – sonst kommt es leicht zu einem Krampf in der Fußsohle. Beugen Sie das rechte Knie, so daß Ihr Gewicht etwas nach hinten verlagert wird. Drücken Sie das linke Bein mehr durch, daß es fast durchgedrückt und voller Spannung ist, vielleicht beginnt es zu zittern. Vergessen Sie nicht, besonders bei solchen Anstrengungen, bewußt zu atmen. Öffnen Sie den Mund und atmen Sie laut. Schütteln Sie den linken und den rechten Fuß aus, ruhen Sie eine Weile und wiederholen Sie die Übungen mit dem rechten Bein.

Bleiben Sie in der Grundstellung stehen und halten Sie zwei, drei Minuten inne und überlegen Sie, wie Ihre Beine sich anfühlen, wie Sie atmen und Sie Ihren Blick empfinden. Heben Sie dann die Ellbogen seitlich in Schulterhöhe. Lassen Sie ganz langsam die Schultern kreisen. Achten Sie darauf, daß die Bewegung wie in einer Zeitlupe verläuft und so groß wie möglich ist. Atmen Sie dabei weiter, drücken Sie aber nicht die Knie durch. Spüren Sie die Anstrengung bei der Zeitlupenbewegung. Atmen Sie bei geöffnetem Mund laut, und achten Sie auf Ihre eigenen Geräusche bei der Atmung. Was lösen diese Geräusche bei Ihnen aus? Wie kommen Sie sich vor? Wie klingt die Stimme? Nach ca. 8–10 Atemzügen drehen Sie die Schultern in die andere Richtung, machen Sie eine Ruhepause und fühlen Sie den oberen Brustbereich, die Schultern und Ihre Atmung. Wiederholen Sie die Kreisbewegungen ein zweites Mal in beide Richtungen.

Richten Sie dann Ihre Aufmerksamkeit auf Ihren Bauch-Becken-Raum. Beginnen Sie mit einer spiralförmigen Bewegung, die Sie zunächst nur innerlich spüren, Ihr Becken kreisförmig zu bewegen, so daß die Bewegung allmählich sich langsam zu einer Spiralbewegung öffnet. Die Bewegung wird immer größer, bis sie sich in einer weitausladenden Kreisbewegung zeigt. Lassen Sie Ihre Knie gebeugt und atmen Sie. Fällt es Ihnen leicht, eine so langsame, spiralförmige Bewegung mit dem Becken zu machen? Und wie kommen Sie sich dabei vor? Registrieren Sie, was im Körper passiert. Nachdem Sie einige ganz große Kreise gezogen haben, bewegen Sie Ihr Becken zurück zum Zentrum, so daß die Bewegung nachwirken kann. Schließen Sie die Augen, um Ihre Aufmerksamkeit stärker nach innen richten zu können und Sie nicht durch Ihr Schauen abgelenkt werden. Spüren Sie Schmerzen oder Wärme, geht ein Strömen durch Ihren Körper? Ist der Bauch-Becken-Raum und der untere Rücken verspannt? Wie atmen Sie während der Spiralbewegung? Steigt die Bewegung des Bauch-Becken-Raums in den restlichen Körper? Spüren Sie sexuelle Gefühle oder Phantasien? Oder fühlen Sie sich gehemmt?

Beginnen Sie, langsam den Oberkörper nach unten zu «rollen», so daß der Oberkörper aushängt und die Finger den Boden berühren, dabei bleiben die Knie gebeugt! Vergessen Sie nicht, dabei bewußt zu atmen! Verweilen Sie eine Zeitlang in dieser gebeugten Haltung. Lassen Sie, wenn möglich, die Beine leicht vibrieren, und atmen Sie immer wieder mal ein bis zwei Atemzüge tief in den Bauch.

Halten Sie jetzt mit den Händen die Fußgelenke fest, lassen Sie den Kopf hängen, versteifen Sie möglichst nicht den Nacken. Drücken Sie langsam die Knie etwas zurück, so daß die Spannung in den Beinen spürbar wird. Verharren Sie so 4–5 Atemzüge und atmen Sie tief in den Bauch, damit die Anstrengung durch die Atmung und eventuelle Geräusche nach außen dringen kann. Entspannen Sie Ihre Beine, aber halten Sie die Fußgelenke umfaßt.

Wie empfinden Sie den Unterschied zu der gebeugten Haltung? Wird Ihre Haltung unsicher, spüren Sie Ihre Knöchel?

Spannen Sie Ihre Beine langsam noch einmal an, so daß Sie schließlich für 2–3 Atemzüge ganz durchgedrückt sind. Stoppen Sie, sobald große Schmerzen auftauchen.

Wie empfanden Sie die Belastung, den Schmerz? Hat sich Ihre Stimmung geändert? Lassen Sie nun die Hände wieder los und hängen Sie Ihren Oberkörper nach vorn.

Legen Sie bitte die Hände auf den Hinterkopf und drücken Sie den Kopf, so daß Sie die Spannung im Nacken spüren. Beginnen Sie langsam, wie in einer Zeitlupe, sich gegen den Druck Ihrer Hände nach oben aufzurichten – Wirbel für Wirbel –, so daß erst der Oberkörper, dann die Schultern und der Nacken, dann der Kopf angehoben werden. Halten Sie dabei den Druck auf den Kopf, so daß der Nacken fest bleibt. Öffnen Sie die Augen, den Mund und atmen Sie, bei Anstrengung, laut. Sie werden Widerstand spüren bei dem Versuch, weiter hoch zu kommen, oder den Wunsch, den Druck zu mindern. Kommen Sie langsam hoch. Vielleicht fühlen Sie sich auch herausgefordert. Machen Sie sich klar, was diese Übung bei Ihnen auslöst. Nehmen Sie wieder die Grundstellung ein. Wie fühlt sich Ihre Wirbelsäule, Ihr Nacken und Ihr Kopf an? Fühlen Sie sich in Ihrer Haltung wohl, wie tief ist die Atmung? Gibt es Bereiche im Körper, die jetzt schmerzen, warm werden und durchströmt sind? Legen Sie sich mit dem Rücken auf eine Decke, stützen Sie die Füße auf, so daß die Knie angewinkelt sind. Schließen Sie die Augen, öffnen Sie leicht den Mund und gehen Sie Ihrer Empfindung nach.

Übungen zur Energiemobilisierung

Knien Sie sich auf eine Matratze, die Knie sind ca. 25 cm auseinander. Atmen Sie, und fühlen Sie Ihren Körper, vor allen Dingen Ihren Po, Ihren Bauch und Ihr Becken. Sobald Sie unsicher knien, achten Sie darauf, sich nicht zu verspannen, um stabil stehenzubleiben.

Schwingen Sie ganz langsam wie ein Pendel hin und her, mal nach vorn, mal nach hinten und zur Seite. Spüren Sie die Bewegung in Ihrem Körper, bewegen Sie sich langsam etwas stärker.

Drücken Sie dann Ihr Becken, ohne große Anstrengung, etwas nach vorn und verweilen Sie 10–12 Atemzüge in dieser Bogenhaltung. Vermeiden Sie, den Körper anzuspannen. Entspannen Sie das Becken wieder, legen Sie eine Ruhephase ein, in der Sie das Zittern der Muskeln nachwirken lassen. Legen Sie Ihre Fäuste auf den Beckenrand und nehmen Sie im Knien die Bogenhaltung ein, so lange, ca. 4–6 Atemzüge, bis die Spannung im Körper ansteigt.

Stützen Sie sich nach der Ruhepause auf Ihre Hände, so daß die Wirbelsäule parallel zur Matratze ist, und lassen Sie den Kopf hängen. Atmen Sie durch den Mund in den Bauch, ohne sich anzustrengen. Verweilen Sie in dieser Haltung für 10–15 Atemzüge – auch wenn es Sie anstrengt. Stützen Sie sich nicht mit durchgedrückten Ellbogen auf. Lockern Sie Ihren Nacken, indem Sie den Kopf vorsichtig wie ein Pendel hin und her schwingen lassen. Lockern Sie auch Ihre Wirbelsäule und Ihren Rumpf, indem Sie beim Einatmen leicht ins Hohlkreuz gehen und beim Ausatmen einen kleinen Katzenbuckel machen, passen Sie die Bewegung dem Rhythmus Ihrer Atmung an. Sie werden feststellen, daß Ihr Nacken immer wieder fest wird und Sie Ihren Kopf aufrichten können, lassen Sie ihn aber hängen. Ruhen Sie so 4–6 Atemzüge und fühlen Sie. Schieben Sie nun, mit dem Ein- bzw. Ausatmen, den Rumpf leicht nach hinten, dann nach vorn. Achten Sie darauf, daß Sie beim Ausatmen die Schultern so weit wie möglich nach vorn strecken. Führen Sie die Übung auch durch, wenn Sie beginnen zu zittern.

Danach legen Sie sich vorsichtig mit dem Bauch auf die Matratze, die Arme liegen am Oberkörper. Nehmen Sie sich jetzt Zeit! Wie atmen Sie? Wie fühlt sich Ihr Rumpf, Ihre Wirbelsäule an? Nach ca. 15–20 Atemzügen Ruhepause drücken Sie mit den Zehen auf die Matratze. Beine und Becken werden so angespannt, daß Sie den Körper bis zur Brust ca. 10–15 cm vom Boden heben können. Halten Sie diese Position ca. 6–8 Atemzüge. Da diese Haltung sehr anstrengend ist, atmen Sie laut und zittern Sie. Entspannen Sie sich wieder und bleiben Sie am Boden liegen, wiederholen Sie diese Übung ca. 3- bis 5mal. Legen Sie zwischendurch eine Ruhephase ein.

Folgende Variante dieser Übung bietet sich an: Stützen Sie Ihre Hände seitlich der Schultern auf die Matratze und drücken Sie nun den Körper wieder hoch, indem Sie sich mit den Zehen und den Händen abstützen. Halten Sie den Körper 6–8 Atemzüge in einer Höhe von 10 cm, dann entspannen Sie sich. Wiederholen Sie diese Übung 3- bis 5mal.

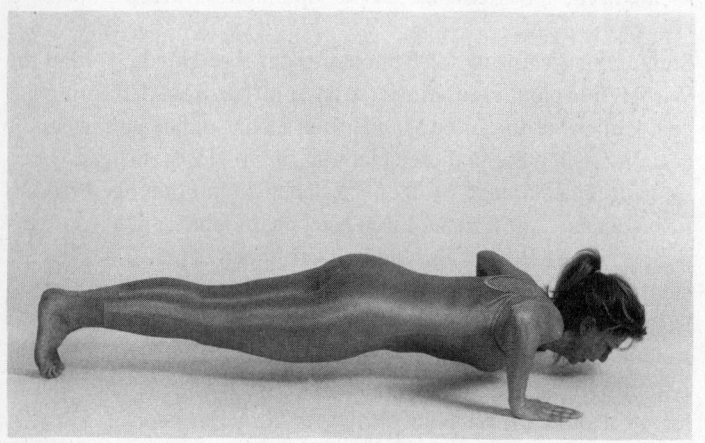

Legen Sie sich auf den Rücken, stützen Sie die Füße auf und fühlen Sie Ihren Körper. Wie ist Ihre Stimmung? Woran denken Sie? Was beschäftigt Sie? Und vor allem, was löst diese Körpererfahrung – Anstrengung, Zittern, vertiefte Atmung – in Ihnen aus? Tut es weh? Auf welche Widerstände stoßen Sie? Wo fühlen Sie sich gelöst und wo spüren Sie ein leichtes Vibrieren? Fragen Sie nicht, was es bedeutet und woher es kommt. Registrieren Sie!

Legen Sie sich mit dem Rücken auf die Matratze, stützen Sie die Füße in einem Abstand von ca. 25 cm auf, schließen Sie die Augen, öffnen Sie den Mund. Drücken Sie Ihr Becken, wie in einer Zeitlupe, in die Luft, so daß Sie mit dem Gewicht nur auf den Schultern und den Füßen liegen. Versuchen Sie, diese Bewegung etwa fünf Minuten zu verfolgen. Registrieren Sie Ihre Gedanken. Ändern Sie die Dauer, in der Sie Ihr Becken oben halten. Halten Sie es beim letztenmal so lange oben, wie Sie können.

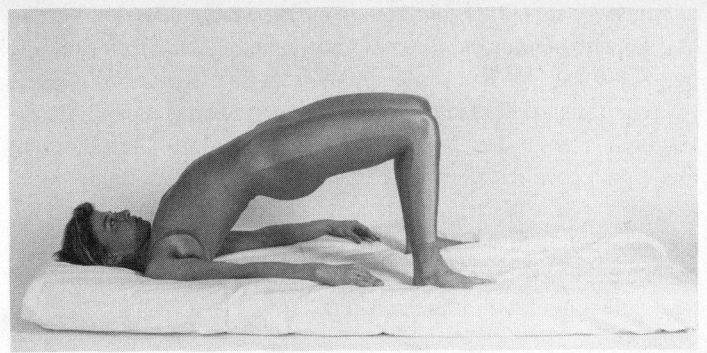

Wie kamen Sie mit der großen Anstrengung klar? War Ihr Becken wirklich ganz oben, hätten Sie es noch höher drücken können? Oder haben Sie das Becken schnell wieder heruntergelassen? Wie geht es Ihnen jetzt? Welchen Eindruck haben Sie von Ihrer Atmung? Spüren Sie Ihre Erleichterung?

Winkeln Sie nun Ihre Beine an, so daß die Knie Ihre Brust berühren, halten Sie mit den Händen und Armen Ihre Beine fest. Spüren Sie die Entlastung? Bleiben Sie so liegen. Vermeiden Sie jegliche Anstrengung. Nach einer Weile beginnen Sie, erst Ihre Beine, dann den ganzen Körper vorsichtig ein paar Millimeter hin und her zu pendeln. Spüren Sie, was diese vorsichtige, schwingende Bewegung in Ihnen auslöst. Müssen Sie sich anstrengen dabei? Überschreiten Sie Ihre Grenze?

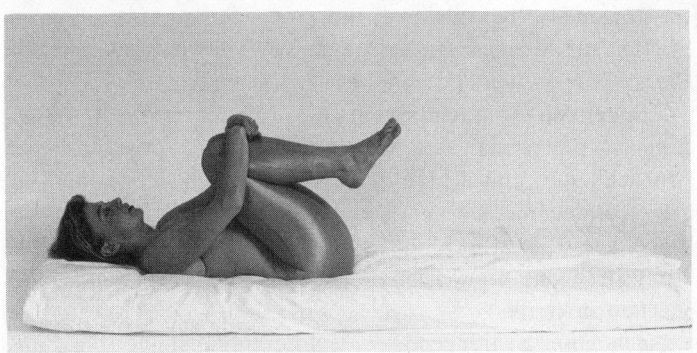

Legen Sie sich für 5–10 Minuten auf die Seite, die Beine werden angezogen, bleiben Sie in dieser zusammengekauerten Stellung liegen, so daß der Rücken leicht gerundet ist. Erinnert Sie diese Liegehaltung an die Haltung eines kleinen Kindes, haben Sie zuvor beim Heben des Beckens sexuelle Gefühle, Phantasien und Gedanken gehabt, oder wollten Sie bei der hohen Anstrengung so leise wie möglich sein, daß niemand es bemerkt? Oder waren Sie glücklich, endlich sich heftig mit der Stimme und durch die Körperbewegung ausdrücken zu können? Stellen Sie Bezüge zwischen dem Erleben jetzt und Ihrem Alltag her.

Weitere Übungssequenzen zur Mobilisierung der Körperenergie, der Bewegung, des *lauten* Atmens sollen vorgestellt werden. Achten Sie darauf, daß Sie diese Übungen in einem Raum durchführen und zu einer Zeit, wo Sie niemanden stören und nicht gestört werden können.

Legen Sie sich auf eine Matratze, stützen Sie die Füße auf und schlagen Sie abwechselnd mit den Füßen auf den Boden – so als wenn Sie laufen würden.

Ballen Sie Ihre Hände zu Fäusten, heben Sie die Arme und beginnen Sie auf die Matratze zu schlagen, so daß die Arme, die Schultern in Bewegung kommen. Atmen Sie dabei laut, sobald die Anstrengung größer wird. Lassen Sie Arme und Fäuste wieder liegen und geben Sie sich Ihrem Gefühl hin.

Beginnen Sie nun mit dem Becken auf die Matratze zu klopfen, so als würden Sie einen Ball hopsen lassen. Achten Sie darauf, daß Sie sich am Steißbein nicht weh tun. Atmen Sie laut! Danach ruhen Sie sich aus. Wie empfanden Sie die Bewegungen? Wie ist es für Sie, sich heftig, laut und stark bewegt auszudrücken?

Bringen Sie Ihren Körper über einen Zeitraum von 10–20 Minuten in Bewegung, nutzen Sie dabei die drei vorgeschlagenen Möglichkeiten und achten Sie darauf, daß ein Körperbereich, Arme, Beine oder Becken, laufend ohne Pause in Bewegung ist. Haben Sie die Lust verloren, ändern Sie einfach die Art und Weise Ihrer Bewegung. Sie werden ziemlich aus der Puste kommen, aber machen Sie weiter.

Nach dieser anstrengenden Mobilisierungsübung ist es wichtig,

10–15 Minuten liegenzubleiben und dem Körper eine Ruhepause zu vergönnen, da Körpersensationen hervorgerufen wurden, die für Sie neu sind. Welche Wirkung hat diese Erfahrung auf Ihre Gedanken? Was löst diese Körpererfahrung in Ihnen aus? Können Sie einen Bezug zu Ihrem Alltag erstellen, in dem Sie sich ebenso überaktiv fühlen wie nach dieser Übung? Während der Übungen werden Sie lernen, die Verknüpfung von Körpererleben und Bewußtsein zu erkennen. Es kann auch sein, daß ein Gedanke, ein Gefühl oder ein Körperbereich Sie länger beschäftigt und immer wieder in Ihre Aufmerksamkeit rückt. Fragen Sie sich, warum Sie etwas besonders beschäftigt? Ist das sonst auch so? Oder sind Sie überrascht über den neuen Blickwinkel?

Folgende Übungssequenz dient ebenso der Energiemobilisierung:

Sie liegen wieder in der Ausgangsstellung, haben diesmal eine zusammengefaltete Decke, die nicht zu dick sein darf, unter Ihrem Steißbein und Becken liegen, so daß das Becken etwas angehoben ist. Eine Ihnen bekannte Möglichkeit der Bewegung wäre, mit den Füßen zu trampeln, eine weitere ist, die Beine in die Luft zu strecken und Fahrrad zu fahren. Machen Sie große, ausholende Bewegungen, strengen Sie sich ruhig an. Fühlen Sie dann Ihren Körper – die Füße sind aufgestützt –, ruhen Sie sich aus.

Heben Sie die Beine in die Luft, so daß sie sich senkrecht über dem Becken befinden, die Knie und die Füße werden leicht angewinkelt. Halten Sie die Spannung im Bein. Obwohl diese anstrengende Übung Sie dazu verleitet aufzuhören, strecken Sie die Beine trotzdem senkrecht in die Luft. Atmen Sie laut.

Nachdem Sie wie vorhin den Körper ca. 10–15 Minuten mobilisiert haben, bilden Sie wieder einen «Wenn... dann...-Satz», der Ihr Lebens- und Körperpuzzle weiter ergänzt. Fragen Sie sich, was er in Ihnen auslöst, und nicht vordergründig nach seinen Ursachen. Die Logik des Kopfes ist nicht immer die Logik des Körpers.

Sie liegen wieder in der Grundstellung, haben Ihren Mund leicht geöffnet. Beginnen Sie mit den Daumen, Ihre Kiefermuskeln zu massieren, so daß ein Druck spürbar wird. Massieren Sie ihn für ca. 15–20 Atemzüge. Lassen Sie los und fühlen Sie. Beginnen Sie erneut mit der Massage, wiederholen Sie dies einige Male. Wie geht es Ihnen, werden Sie vielleicht etwas ärgerlich? Beginnen Sie nun mit den Füßen, wie beim Laufen, eine Weile zu trampeln, um danach ohne Pause wieder mit dem Massieren der Kiefermuskeln zu beginnen, wiederholen Sie dies einige Male.

Ermutigen Sie jetzt Ihren Begleiter, Sie zu massieren. Teilen Sie Ihrem Begleiter immer mit, sobald es zuviel ist, es schmerzt und er aufhören soll. Bestimmen Sie selbst Ihre Grenze! Spüren Sie Ihre Kiefermuskeln, den konstanten Druck – vielleicht den Schmerz –, die tiefer werdende Atmung und befreien Sie sich durch das anschließende Trampeln.

Überlegen Sie jetzt, wie Sie in Ihrem Leben mit Ärger und Wut klarkommen. Fressen Sie Ärger oft in sich hinein? Wie ist es, wenn andere auf Sie ärgerlich sind? Sind Sie erschreckt oder freuen Sie sich, endlich einen Partner zu haben, mit dem Sie Konflikte austragen können? Oder haben Sie gar Angst vor Kritik? Leben heißt aber immer auch Ärger! Sorgen Sie dafür, daß Sie dieses Gefühl ebenso intensiv spüren!

Legen Sie sich wieder auf den Rücken, drücken Sie den Kopf und das Becken auf die Matratze, so daß der Rücken sich wie im Hohlkreuz anhebt. Sie sind nur noch mit Kopf und Po auf der Matratze. Bleiben Sie aber so lange in dieser Haltung, bis es zu anstrengend wird, ruhen Sie sich dann aus.

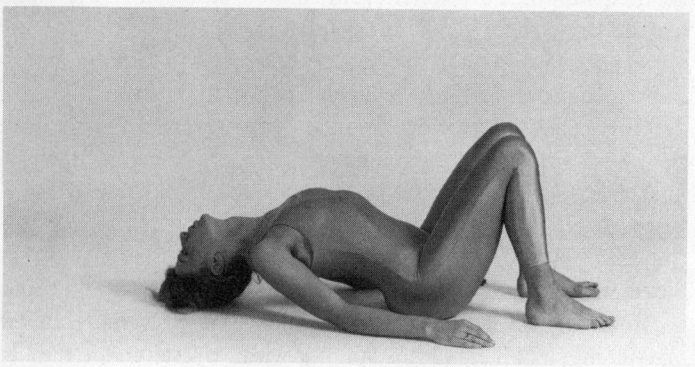

Bringen Sie den Körper in eine scheinbar entgegengesetzte Haltung: Heben Sie Becken, Kopf und Schultern leicht an, so daß sich der Rücken wie ein Rundrücken beugt. Sie liegen nur noch mit dem Rücken und den Füßen auf dem Boden. Halten Sie diese Position, bis Sie ermüden, und fühlen Sie sich ein.

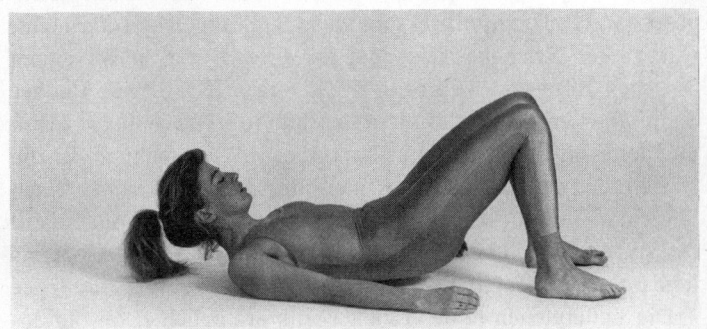

Nehmen Sie diese Positionen abwechselnd, ohne dazwischenliegende Ruhephasen ein (ca. 15–20 Minuten).

Bleiben Sie 15–20 Minuten ruhig und entspannt liegen, sprechen Sie anschließend mit Ihrem Begleiter oder machen Sie sich einige Notizen.

Fallübungen

Die Bioenergetik befaßt sich eingehend und ganzheitlich mit dem Organismus des Menschen, dem Zusammenspiel von Körper, Gefühl, Verstand und Handeln. Psycho-physische Prozesse manifestieren sich in kommunikativen, sozialen Zusammenhängen, trotzdem wird immer noch die Unterscheidung zwischen Kopf und Körper getroffen. Während die einen den Funktionsbereich des Kopfes als steuerndes Instrument in den Blickpunkt des Interesses rücken, befassen sich andere mit dem Körper, indem sie vielfach die Funktion des Denkens vernachlässigen.

Jetzt ist es aber so, daß körperliche Vorgänge neurophysiologisch mit dem Gehirn, dem Kopf, gekoppelt sind. Nehme ich mir etwas vor, so hat das Einfluß auf meinen Körper; so wie die körperlichen Prozesse wiederum mein Denken prägen.

Die Bioenergetik befaßt sich eingehend mit dem Zusammenspiel von Kopf und Körper. Der Körper wird dabei vielfach gleichgesetzt mit dem Gefühl, mit spontanen Reaktionen und dem nichtsteuerbaren Erleben. Alexander Lowen versteht die Spannung zwischen Kopf und Körper in der heutigen Zeit als spezifisches Spannungsverhältnis, das er so beschreibt: «Der Wille zu leben und der (körperliche) Wunsch zu sterben.» Wie kann man nun die Beziehung zwischen Verstand, Steuerung, Kontrolle auf der einen Seite und Gefühl, Loslassen und dem körperlichen Bedürfnis auf der anderen durch Übungen aufgreifen und für den einzelnen erlebbar und verstehbar machen?

Die Fallübungen in der Bioenergetik ermöglichen sowohl das Erleben der problematischen personenbedingten Beziehung von Kopf und Körper als auch die Fähigkeit, den Körper von künstlichen Hemmungen zu befreien. Der Mensch wird innerhalb der Übungen zu tiefen Reaktionen – wie Angst, Schmerz – provoziert, gleichzeitig werden ihm aber Hilfsmittel zur Hand gegeben, die eine Regeneration ermöglichen.

In allen Fallübungen wird die Spannung durch die Anleitung verstärkt. Es gilt grundsätzlich die Aufgabe – so lange wie es geht – stehenzubleiben. Nehmen Sie sich vor, sich innerlich nicht loszulassen, bis Sie Ihre Belastungsgrenze berühren, den Körper nicht mehr halten können und hinfallen.

Einige der Fallübungen können Sie wahlweise oder im Bezug zueinander durchführen; teilweise werden sie liegend oder im Stehen durchgeführt. Achten Sie hier darauf, daß Sie sich zuvor eine Weile aufgewärmt, gedehnt, gestreckt und so den Körper mobilisiert haben.

Stellen Sie sich in die Grundstellung. Üben Sie allein, stellen Sie einen Stuhl vor sich und halten Sie sich an der Stuhllehne – zur Balance – fest. Sind Sie zu zweit, stellen Sie sich voreinander und halten Sie sich bei der Hand.

Beginnen Sie langsam, wie in einer Zeitlupe, in die Hocke zu gehen. Achten Sie darauf, daß Sie bei der Atmung nicht unbewußt die Luft anhalten und Sie laut atmen, sobald es anstrengend wird. Es dauert viele Atemzüge, bis Sie in der Hocke sind. Erreichen Sie kurz vor der Hocke den Punkt, an dem Sie schnell nach unten möchten, bitte führen Sie Ihre Bewegung weiterhin sehr langsam durch. Es ist unerheblich, ob Sie mit dem ganzen Fuß am Boden bleiben oder Sie die Hacken anziehen, was gewiß ein Indiz dafür ist, daß Sie Übungen für Ihre Fußgelenke, Ihre Füße anschließen sollten.

Verweilen Sie für einen Augenblick in der Hocke, kommen Sie dann genauso langsam wieder hoch; dies ist besonders schwierig. Auch wenn es mühsam ist, atmen Sie wieder laut. Sobald Sie stehen – die Beine sind leicht angewinkelt –, geben Sie Ihrem Körper Ruhe.

Wiederholen Sie diese Übung zweimal, unterbrechen Sie sie für eine Pause, so wird Ihre Anstrengung stärker werden und sich verselbständigen. Sie werden sich an die Geräuschentwicklung gewöhnen müssen. Die langsamen Bewegungen rufen das Zittern, Vibrieren oder Jucken Ihrer Beine hervor, als Zeichen Ihrer Anstrengung.

Um diese Übungen jeweils zu variieren, können Sie sie auch auf einem Bein durchführen, so langsam nach unten gehen und anschließend wieder hochkommen.

Ebenso können Sie die Übung weiter verändern, indem Sie sich nach vorn beugen und die Elefantenstellung einnehmen. Die Fingerspitzen bleiben zur Balance am Boden. Ein Bein wird nach hinten gestreckt, auf dem anderen gehen Sie nun langsam in die Hocke, kommen ebenso wieder hoch. Denken Sie dabei an das laute Atmen! Spüren Sie, was in Ihrem Körper passiert und wie sich Ihre Stimmung entwickelt. Vielleicht taucht Ärger auf – aus Wut und Erschöpfung –, der ein Indiz für Gefühle und Stimmungen Ihres alltäglichen Lebens ist. Wie kommen Sie im Alltag klar mit diesen Gefühlen? Können Sie sie erleben, ausdrücken und auf andere Menschen beziehen? Oder verbergen Sie Ihren Ärger vor anderen? Oder entlädt er sich so heftig, daß Sie überhitzt reagieren und andere Menschen anbrüllen.

Stellen Sie sich vor eine Matratze. Achten Sie darauf, daß die Matratze dick genug ist, damit Sie sich beim Fallen nicht verletzen, oder legen Sie einfach eine zweite Matratze darauf. Stellen Sie sich davor, heben Sie die Arme hoch, schließen Sie die Augen und bleiben Sie so einige Atemzüge lang stehen und lassen Sie sich dann – wenn Sie wollen – nach vorn auf die Matratze fallen. Bleiben Sie so liegen und atmen Sie kräftig durch. Fiel es Ihnen schwer, sich fallen zu lassen? Was passierte in dem Moment des Fallens, hatten Sie dabei einen besonderen Gedanken oder ein besonderes Gefühl, wie fühlen Sie sich jetzt, wo Sie wieder liegen? Möchten Sie gleich wieder aufstehen und weitermachen, oder sind Sie froh, daß es vorbei ist? Und wie fühlt Ihr Körper sich an? Hatten Sie Angst beim Fallen?

Führen Sie nun die Übung so durch, daß Sie sich mit dem Rücken zur Matratze stellen, und verfahren Sie genau wie in der Übung zuvor. Nehmen Sie die Arme hoch, schließen Sie die Augen und lassen Sie sich nach einer Weile fallen.

Eine gute Möglichkeit, die Übung zu variieren, ist, während des Fallens für einen Moment die Augen zu öffnen, um sie dann im Liegen wieder zu schließen. Spüren Sie den Unterschied?

Machen Sie die Übung zu zweit, so können Sie Ihren Partner beim Fallen ansehen und versuchen, mit ihm Augenkontakt zu halten. Wie ergeht es Ihnen jetzt bei der Übung? Was fällt leicht, was schwer? Können Sie das Ergebnis der Übung mit Ihrem Alltag in Verbindung bringen? Erinnern Sie sich auch an entsprechende Situationen im Alltag, die den Eindruck des Fallens vermitteln, auf der Kirmes, der Schaukel oder an Momente, bei denen Ihnen auf einem hohen Berg, einem Balkon schwindlig wird? Wie empfinden Sie es, Ihr Kind durch die Luft kreisen zu lassen und durch die vielen Drehungen die Balance zu verlieren? Kinder haben Spaß daran, sich fallen zu lassen. Mit zunehmendem Alter handelt der Mensch rationaler und verlernt so, sich in ein Gefühl fallen zu lassen, daher rühren die Probleme bei den Übungen, wie dem Fallen, der Spiralbewegung und der Elefantenhaltung.

Die nächste Übung erscheint sinnvoll, falls Sie mit einem Partner oder in der Gruppe üben wollen; stellen Sie sich mit dem Rücken zur Matratze, nehmen Sie einen Stock in die Hände, den

Ihr Partner ebenfalls hält. Lassen Sie sich nun in einem Winkel von 40–45 Grad nach hinten sinken, halten Sie sich am Stock fest und schließen Sie die Augen. Irgendwann entscheiden Sie sich, sich fallen zu lassen. Wie empfinden Sie diese Art des Fallens? Macht es Ihnen nicht etwas angst, auch wenn Sie den Moment des Fallens bestimmen? Oder läuft es problemlos?

Vielleicht macht es Ihnen auch Spaß?

Sie können eine weitere Übung mit Ihrem Begleiter gemeinsam durchführen, indem Sie sich mit geschlossenen oder geöffneten Augen bei den Händen halten, oder stehen Sie einfach auf einem Bein und lassen sich so fallen. Unter Umständen können Sie dabei einen lauten Ton von sich geben.

Der Schwierigkeitsgrad in den Fallübungen wird sich jetzt erhöhen, es geht primär darum, so lange stehenzubleiben, bis der Körper nicht mehr kann.

Stellen Sie sich auf ein Bein, gehen Sie in die Elefantenstellung, die Finger bleiben zur Balance am Boden. Das andere Bein ist nach hinten abgewinkelt, die Zehen berühren aber den Boden. Das Körpergewicht ruht auf dem Standbein. Heben Sie nun die

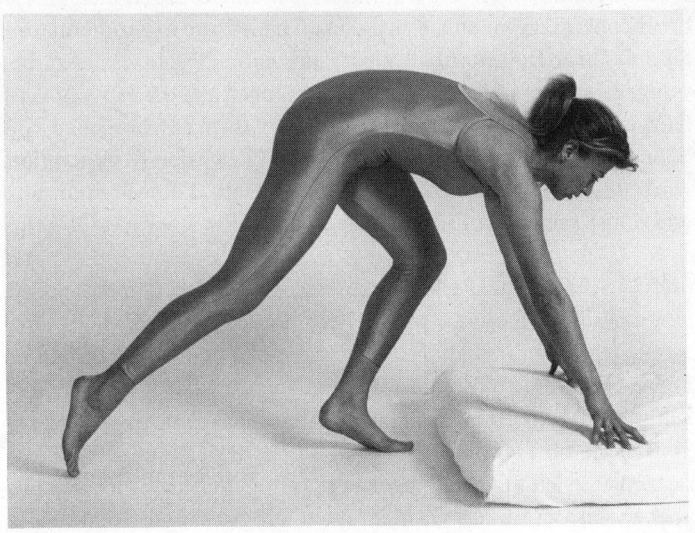

115

Hacke des Standbeins, beugen Sie das Knie des Standbeins und halten Sie die Belastung, die Anstrengung des Stehens aus. Bleiben Sie aber stehen und atmen Sie, wenn es mühsam wird, auch laut. Die Anstrengung nimmt weiter zu, und Sie werden sich sicher nach dem Grund dieser Mühe fragen. Bleiben Sie dennoch, unterstützt von Ihrem Partner, stehen.

Läßt Ihre Kondition nach, so lassen Sie sich auf die Matratze vor Ihnen fallen und bleiben Sie liegen, um Ihren Empfindungen nachzugehen. Merken Sie die Anstrengung in Ihrem Körper, besonders aber im Bein? Bleiben Sie eine Weile liegen und erholen Sie sich, um dann auf dem anderen Bein die gleiche Übung zu machen, bis Sie wirklich nicht mehr können. Wiederholen Sie die Übung mehrere Male, denn auch Lowen sagte immer: «Das erste Mal ist zum Kennenlernen, das zweite Mal zum Üben und das dritte Mal zum Genießen!»

Sicher ist es makaber, die Anstrengung in so einer Übung auszuhalten, aber gewiß wird die Entspannung nach dem Fallen im Körper tief spürbar sein. Möglicherweise tauchen halbautonome Körperreaktionen wie Zittern, Zucken und eine sich plötzlich entwickelnde Wärme auf. Manche freuen sich aber auch, wenn der Gedankenfluß – der «innere Film» – für einen Augenblick unterbrochen wird. Gönnen Sie sich diese Chance und experimentieren Sie mit Ihrer Belastbarkeit nicht, um eine Höchstleistung zu erbringen, sondern um den Spannungsbogen zwischen Kopf und Körper, zwischen Stehenbleiben und Loslassen aufzubrechen. Sie können sicher sein, die anschließende Phase der Regeneration wird auf jeden Fall tief und kraftspendend sein. Diese kommt ganz von selbst – ohne Ihr Zutun!

Stellen Sie sich vor die Matratze, beugen Sie den Oberkörper so vor, daß die Wirbelsäule parallel zum Boden ist. Strecken Sie die Arme nach vorn, heben Sie die Hacken und beugen Sie die Knie. Diese Haltung ist besonders anstrengend für die Beine, Rumpf, Schultern, Arme und Nacken. Bleiben Sie dennoch so stehen! Spüren Sie Ihr Gefühl, atmen Sie laut. Verlieren Sie die Balance, stützen Sie sich mit den Fingern vorsichtig für einen Moment ab, aber verlagern Sie das Gewicht nicht auf die Finger. Bleiben Sie auf dem vorderen Teil der Füße so lange stehen, bis der Körper zusammenfällt.

Werden Sie vertraut mit der Anstrengung und Ihrem Bemühen um Gleichgewicht. Gehen Sie beim erstenmal nicht gleich bis zum Äußersten Ihres Leistungsvermögens. Werden Sie vertraut mit der ansteigenden Anspannung, mit dem inneren Widerstreit zwischen Kopf und Körper respektive Gefühl, Ihren Forderungen an den Körper und dem Wunsch nach Entspannung. Steigern Sie allmählich Ihre Anstrengung und verlängern Sie die Zeit des Stehens. Sie werden überrascht sein, daß Sie nach einer Weile des Übens weniger lange stehenbleiben können, denn durch das Zittern und Vibrieren Ihrer Beine verlieren Sie das Vermögen, stehenbleiben zu können. Das Fallen ist wahrscheinlich eine autonome Reaktion des Körpers!

Bleiben Sie nach den Fallübungen liegen und gönnen Sie sich lange Ruhephasen. In der Regel tauchen Gefühle, Erinnerungen und Stimmungen auf, die wahrscheinlich zuvor zurückgehalten, nicht beachtet oder verdrängt wurden. Oder Sie werden Kummer haben. Vielleicht denken Sie an eine schwierige Situation in Ihrem Leben, an einen Konflikt mit Ihrem Partner. Möglicherweise stellen sich Erinnerungen ein, die Ihnen widerspiegeln, ob es Phasen in Ihrem Leben gab, in denen Sie trotz der Umstände stehenblieben. Fallen Ihnen Ereignisse aus Ihrer Kindheit ein, die Ihnen helfen, Krisen zu bewältigen? Wer hat Ihnen beigebracht stehenzubleiben?

Wie geht es Ihnen heute, wenn Sie daran zurückdenken? Werden Sie ärgerlich oder sogar traurig? Machen Sie sich klar, was in Ihrem Leben passiert ist und daß jede Anstrengung notwendig war, um die Probleme des Lebens anzugehen, Sie aber jetzt lernen müssen, Ihr Wohlbefinden zu fördern.

Stellen Sie sich vor die Matratze, hinter Ihnen steht ein Stuhl, um Balance halten zu können. Gehen Sie etwas in die Knie, heben Sie die Hacken und schieben Sie Ihr Becken nach vorn, so daß der Körper eine leichte Bogenhaltung einnimmt, wahrscheinlich werden Ihre Beine unsicher. Bleiben Sie stehen, solange Sie können. Verlieren Sie die Balance, stützen Sie sich kurz an der Stuhllehne

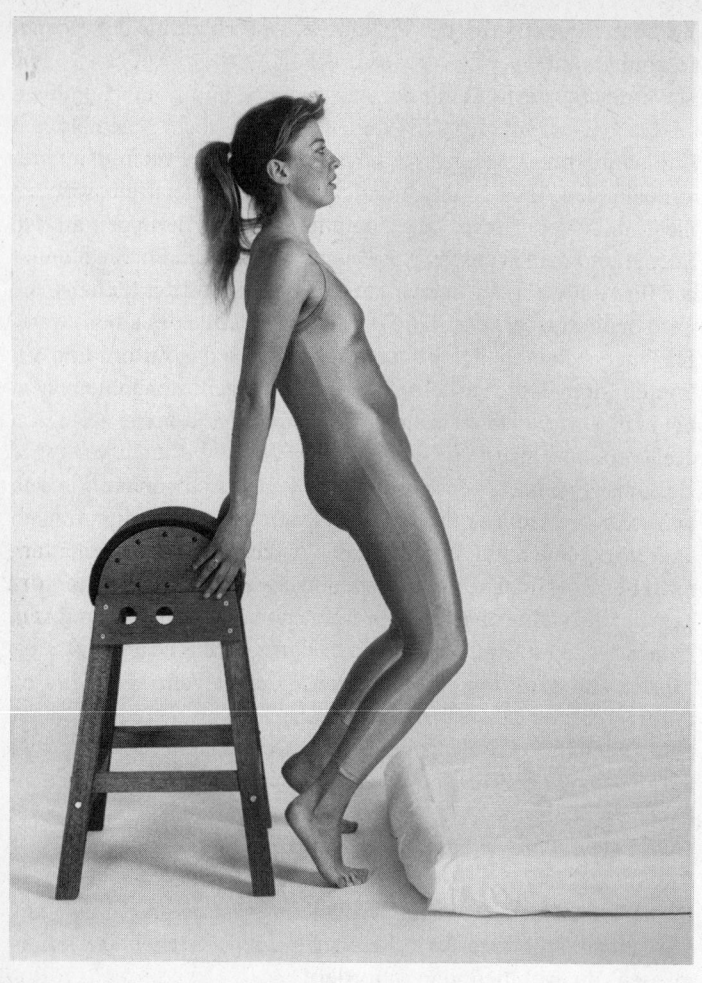

ab. Gucken Sie immer wieder den Fleck auf der Matratze an, auf den Sie später fallen werden. Atmen Sie laut, sobald es für Sie anstrengend wird.

Nachdem Sie gefallen sind, bleiben Sie eine Weile liegen. Machen Sie diese Übung 2- oder 3mal.

Wie entwickelt sich Ihr Gefühl im Körper? Was verändert sich in Ihrem körperlichen Erleben? Wird Ihnen Verdrängtes bewußt?

Und wie kommen Sie mit dem Gefühl von Schmerz klar? Spüren Sie einen Impuls, sofort abzubrechen, oder erdulden Sie die Schmerzen?

Eine weitere intensivere Fallübung ist folgende: Stellen Sie sich mit den Füßen ca. 25 cm auseinander vor eine Matratze und heben Sie die Hacken, so hoch wie Sie können, daß Sie nur vorn auf den Fußballen und Zehenspitzen stehen. Stützen Sie sich zur Balance auf den hinter Ihnen stehenden Stuhl. Drücken Sie das Becken nach vorn, so daß der Körper wie ein Bogen gespannt ist, und bleiben Sie in dieser Haltung. Wahrscheinlich schmerzt Sie die Übung, so daß Sie nicht mehr stehen können. Versuchen Sie dennoch, dies auszuhalten, atmen Sie gegebenenfalls laut.

Es können auch bei dieser Übung wieder Bilder, Gedanken, Erinnerungen ins Gedächtnis kommen. Machen Sie sich das deutlich, ohne die Gedanken im einzelnen festzuhalten.

Wenn Sie die Fallübung im Stehen machen, können Sie sie variieren, indem Sie die Arme suchend, fragend, flehend nach vorn ausstrecken, so als würden Sie sie jemandem entgegenstrecken. Oder aber Sie strecken die Arme nach vorn, ballen Ihre Hände zu Fäusten, um Ihr Bemühen stehenzubleiben, zu unterstützen. Vielleicht hilft das Schütteln der Arme und Fäuste auch, die Atmung und die Stimme zu lockern bzw. Ihr Gefühl nach außen zu richten. Aber bleiben Sie immer dabei stehen.

Zwei weitere Fallübungen werden im Liegen durchgeführt: Legen Sie sich auf den Rücken, die Füße sind aufgestützt, die Augen geschlossen, der Mund leicht geöffnet. Heben Sie den Kopf hoch und halten Sie ihn angehoben, bis Sie nicht mehr können und Ihr Kopf von allein auf die Matratze fällt. Bleiben Sie dann ruhig liegen und fühlen Sie. Wiederholen Sie dieses mehrere Male, bis Ihre Atmung tiefer und das Erleben intensiver wird.

Sie können die Übung leicht verändern, indem Sie die Füße vom Boden heben. 5 bis 10 cm. Nicht höher! Halten Sie Kopf und Füße hoch, so lange, bis Füße und Kopf gleichzeitig herunterfallen. Sie werden erleben, daß dadurch der ganze Rumpf unter Spannung gebracht wird, somit werden beim Loslassen Bauch, Becken,

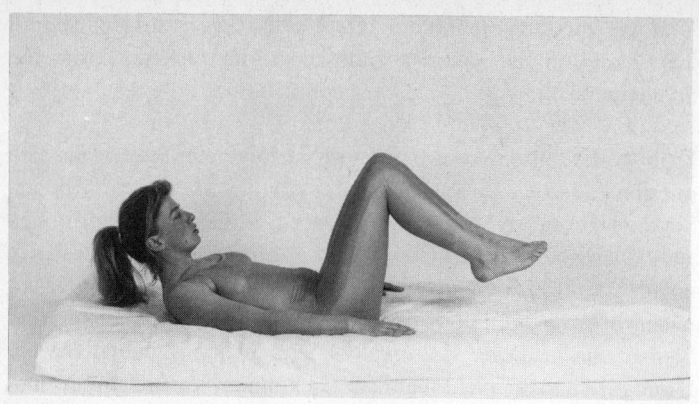

Brust und Schultern gleichzeitig gelockert. Möglicherweise wird dann ein Zucken im Körper spürbar – oder eine wellenartige Bewegung, die mit dem Gefühl von Erleichterung verbunden ist. Wenn Sie sich an die vielfältigen Varianten hinsichtlich der Körperhaltungen und -bewegungen erinnern, dann sehen Sie auch jetzt bei Fallübungen im Liegen, daß Sie die Arme, das Becken mit einbeziehen können.

Heben Sie die Arme (bzw. das Becken, beide gemeinsam oder Becken und Kopf) eine Weile hoch, bis Sie nicht mehr können, und dann lassen Sie sie fallen. Atmen Sie und spüren Sie, ob ein Impuls wachgerüttelt wird, der Ihnen hilft, Ihr Bild von sich selbst zu vervollständigen, mit tiefen Gefühlen verbunden ist und einen unmittelbaren nachhaltigen Einfluß auf ein Körpersegment hat.

Zeitlupenübungen (Slow-Motion)

Die bioenergetischen Übungen haben unterschiedliche Intentionen. Die Mobilisierungs- oder Fallübungen wirken so tief und heftig, daß eine Verstärkung der Atmung und Geräuschentwicklung hervorgerufen wird. In der Regel sind solche Übungen der erste tiefere Schritt nach der Aufwärmphase.

Einen zweiten vertieften Schritt der Körpererfahrung ermöglichen die Slow-Motion-Übungen (Übungen im Zeitlupentempo), die die vorsichtige Entwicklung und das Integrieren der Impulse, Gefühle, Erinnerungen – freigesetzt bei den letzten Übungen – fördern. Nehmen Sie sich bei den folgenden Übungen viel Ruhe und Zeit. Halten Sie durch! Die Bewegungen in der Zeitlupe können ungeahnte Schwierigkeiten hervorrufen. Stellen Sie sich darauf ein, daß die Übungen 20, 30 oder 40 Minuten lang dauern können. Wenn Sie in Begleitung diese Übung machen, lassen Sie sich durch Ihren Begleiter immer wieder leicht und behutsam, im Sinne der Übungsanleitung, korrigieren. Vermeiden Sie als Begleiter aber eine direkte Einflußnahme auf den Körper, auf die Bewegung, auf die Atmung des anderen.

Legen Sie sich in die Grundstellung, lassen Sie Ihre Augen geschlossen, den Mund geöffnet. Stützen Sie Ihre Füße auf und beginnen Sie dann langsam, die Beine zur Seite zu klappen, bis sie ganz geöffnet sind, lassen Sie sie dann eine Weile ruhen, um sie wieder genauso zu schließen. Stellen Sie sich dabei vor, daß sich die Beine wie Schmetterlingsflügel ganz langsam zur Seite öffnen und wieder schließen. Nehmen Sie sich für eine Bewegung des Öffnens und Schließens ca. 20–30 Minuten Zeit, erschrecken Sie nicht, sondern versuchen Sie, die Zeit zu vergessen. Besinnen Sie sich auf sich, Ihren Körper und folgen Sie den Körperimpulsen wie

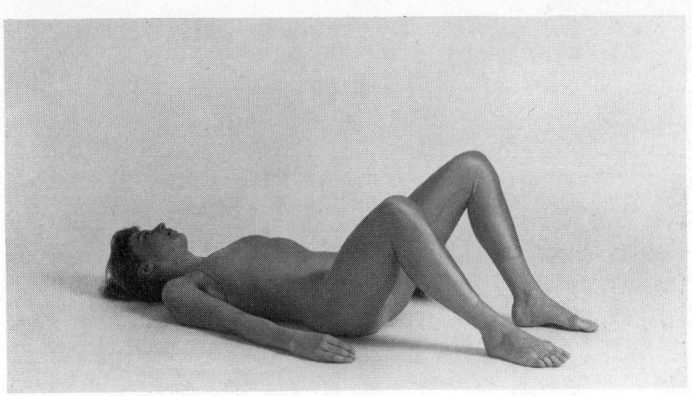

bei einer Entdeckungsreise. Kommen Ihnen bestimmte Gedanken, lassen Sie sie auch wieder wegziehen. Spüren Sie das Zittern und Vibrieren der Beine, sobald Sie die Beine schließen. Verweilen Sie einen Augenblick in halber Höhe, so daß die Beine stärker zittern. Lassen Sie das Zittern weiter in Ihren Becken-Bauch-Bereich – vielleicht auch in den Rumpf – gehen. Auch wenn es zwischendurch verschwindet, wird es bestimmt wiederkommen und ganz unterschiedliche, spontane Gedanken und Gefühle verursachen. Lassen Sie sich dadurch nicht irritieren! Verstehen Sie das als Chance. Beenden Sie die Übung, indem Sie sich leicht zusammengekauert auf die Seite legen, lassen Sie die Gefühle, die körperlichen Sensationen nachwirken und ausklingen. Registrieren Sie Ihre Stimmung und ihre Bedeutung für Ihr Leben. Können Sie auch sonst im Leben derart nachgeben und sich Zeit nehmen? Einfach so – nur für sich selbst?

Wiederholen Sie diese Slow-Motion-Übungen mehrfach. Spüren Sie von Woche zu Woche den Unterschied.

Legen Sie sich in der Grundstellung auf eine Matratze, und legen Sie die Arme rechtwinklig zum Oberkörper, so daß Arme und Oberkörper ein Kreuz bilden. Die Arme sind gestreckt, die Handinnenflächen zeigen nach oben. Beginnen Sie dann, wie in einer Zeitlupe, ganz langsam die Arme hochzuheben, bis die Hände sich

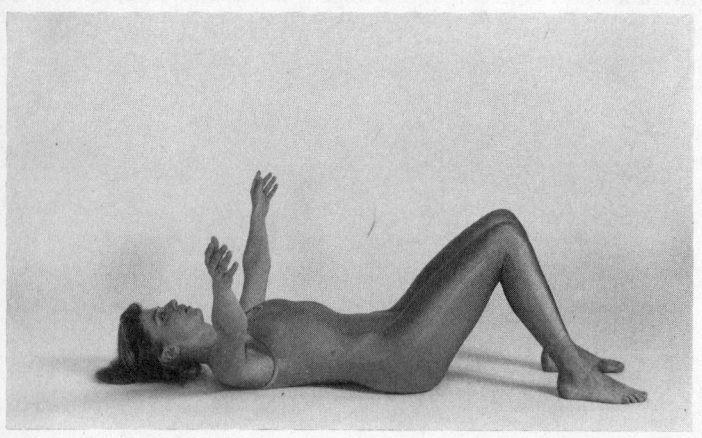

in der Luft berühren. Verweilen Sie dort, um dann die Arme genauso langsam wieder zum Boden sinken zu lassen. Die Übung dauert 20–30 Minuten. Sie wirkt vornehmlich auf den oberen Rumpfbereich, die Brust, die Schultern, die Arme und den Hals-Nacken-Bereich. Achten Sie immer wieder auf Sensationen wie Vibrieren, Zittern, Zucken und Strömen. Halten Sie die Arme eine Weile in dieser Stellung, damit die körperlichen Impulse sich entwickeln und mit Ihren Gefühlen und Gedanken verbinden.

Legen Sie sich auf den Rücken in die Grundstellung, die Füße sind aufgestützt. Heben Sie dann ganz langsam erst die Füße, dann die Beine, jeweils aufeinander folgend Beine, Becken und den Rücken immer weiter in die Luft, über den Kopf, so daß irgendwann die Beine hinter dem Kopf liegen und die Zehen den Boden berühren, die Knie Kopf und Ohren. Wahrscheinlich kennen Sie diese Übung als schnell durchführbare Übung aus der Gymnastik. Achten Sie darauf, daß die Bewegung langsam durchgeführt wird. Lassen Sie Ihre Beine eine Weile nach hinten gestreckt, um dann genauso langsam wieder zurückzukommen. Nehmen Sie sich für diese Übung vielleicht 5–10 Minuten Zeit.

Wenn die Beine über den Kopf geklappt sind, kann es sein, daß die Brust sich sehr eng anfühlt und Sie Sorge haben, nicht mehr atmen zu können, allerdings ist diese Sorge natürlich unberechtigt.

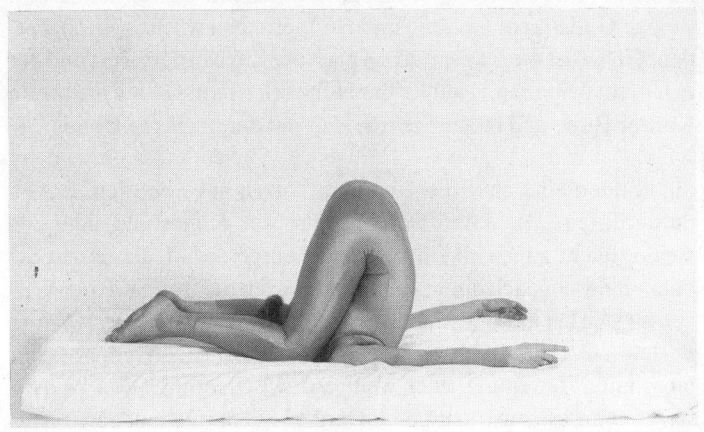

Atmen Sie laut, aber fühlen Sie, was die Enge in Ihnen auslöst. Erinnert Sie diese Enge an ein Ereignis oder ein Erlebnis? Oder werden Sie ängstlich? Bewegen Sie den Körper ganz langsam, bis die Füße wieder auf dem Boden stehen und die Knie angewinkelt sind. Wiederholen Sie diese Übung 2- bis 3mal.

Sie können die Übung variieren, indem Sie beim erstenmal die Beine so, wie zuvor beschrieben, bewegen. Beim zweiten- oder drittenmal versuchen Sie Beine, Becken und Bauch hinter den Kopf zu heben. Bewegen Sie den Körper wieder zurück, indem Sie Wirbel für Wirbel langsam loslassen. Auf halber Höhe werden Sie wahrscheinlich ein starkes Zucken im Rumpf, im Bauch, im Bereich des Zwerchfells oder der Brust bemerken. Lassen Sie das Zucken geschehen! Halten Sie dann in der Bewegung inne. Sie liegen nur mit dem Kopf, den Schultern auf dem Boden, der restliche Körper bleibt in der Luft. Der Rumpf ist in Zwerchfellhöhe angewinkelt, die Beine locker und unkoordiniert über Ihnen. Das Zucken wird heftiger, wenn Sie den Körper in dieser Stellung halten. Lassen Sie ihn nicht los! Atmen Sie tiefer und laut! Vielleicht möchten Sie mit den Armen und den Fäusten auf die Matratze schlagen, um die Spannung loszuwerden. Tun Sie das ruhig, aber halten Sie den Körper in der Position. Geht es nicht mehr, dann lassen Sie den Körper langsam weiter nach unten sinken, bis die Füße wieder am Boden sind. Fühlen Sie! Geben Sie nun den Körperimpulsen genügend Zeit und Raum, sich entwickeln zu können, und achten Sie darauf, welche Gedanken, Gefühle und Erinnerungen wachgerüttelt werden. Gewiß ist die Erleichterung nach der Enge in der Brust und der gehaltenen Spannung auf halber Höhe erholsam. Geben Sie Ihrem Körper Ruhe und lassen Sie sich Zeit mit der nächsten Übung.

Sie können eine ähnliche Übung im Sitzen auch auf dem Boden durchführen. Die Füße werden entweder aufgestützt oder die Beine, leicht angewinkelt, vor Ihnen ausgestreckt. Beginnen Sie dann, langsam nach hinten zu sinken. Legen Sie Ihren Körper Wirbel für Wirbel auf den Boden, so als würden Sie eine Perlenkette Perle für Perle auf einen Tisch sinken lassen. Bleiben Sie bei der langsamen Bewegung, auch wenn Sie zwischendurch den Wunsch haben, einfach zurückzufallen. Denken Sie daran, laut zu atmen.

Führen Sie die Übung ein zweites Mal durch! Bleiben Sie aber jetzt auf halber Höhe stehen, sobald Sie im Bauch ein Zucken spüren. Verweilen Sie dort 6–10 Atemzüge, um langsam weiter hinunterzusinken.

Beim drittenmal wird es schwieriger: bleiben Sie auf halber Höhe, ohne weiter hinunterzusinken. Atmen Sie lauter, aber bleiben Sie so sitzen – obwohl es anstrengend ist.

Wenn Sie nicht mehr können, lassen Sie den Rumpf langsam weiter nach unten sinken, und spüren Sie Ihren Körper! Bleiben Sie 5–10 Minuten liegen, damit sich der Körper regenerieren kann und mit neuem Leben gefüllt wird. Genießen Sie Ihr Gefühl von gelöster, lockerer Zufriedenheit.

Die bioenergetischen Übungen wirken – wie Sie inzwischen gemerkt haben – nicht in erster Linie entspannend, sondern sind sehr anstrengend, mühsam und wirken erst im nachhinein erholend. Dann geschieht die Entspannung des Organismus von selbst und bewirkt seine innere Neustrukturierung. In Ihnen entsteht das Gefühl von lebendiger Verbundenheit mit Ihrem Körper, Ihren Gefühlen, Ihren Gedanken und Erinnerungen.

Im folgenden soll eine weitere Slow-Motion-Übung vorgestellt werden. Setzen oder legen Sie sich hin. Die Beine werden angewinkelt, die Füße aufgestützt. Kippen Sie die Füße, so daß die Zehen zu Ihrem Gesicht zeigen. Spüren Sie die Spannung im Knöchel und zentrieren Sie sie dort. Bewegen Sie langsam die Füße weg vom Körper, bis die Beine gestreckt sind, halten Sie aber immer die Spannung im Knöchel. Verbleiben Sie so einen Moment und ziehen Sie die Füße wieder zu sich heran. Die Übung dauert 15–20 Minuten. Die Beine, insbesondere das Fußgelenk, werden angespannt. Die Wirkung der Übung werden Sie in Form von heftigem Zucken, Vibrieren und «Wackeln» im ganzen Körper spüren. Sitzen Sie bei der Übung, stützen Sie sich nicht mit den Händen ab, halten Sie sich durch Anspannung des Bauchs und der Rückenmuskeln. Liegen Sie, so öffnen Sie Ihren Mund, damit die Atmung laut nach außen dringt. Wiederholen Sie diese Übung und nehmen Sie Ihre Gefühle wahr.

Die letzte der Slow-Motion-Übungen findet im Stehen statt. Hierbei handelt es sich um eine Übung, die besonders gut ist für diejenigen, die automatisch ihre Schultern anspannen, sich also mit ihrer ganzen Aufmerksamkeit auf ihren Oberkörper konzentrieren und wenig Bodenkontakt spüren. Sie haben viel Streß im Leben, den sie zu meistern suchen.

Stellen Sie sich in die Ausgangsstellung und beginnen Sie, die Schultern ganz langsam zu heben, bis sie fast Ihre Ohren berühren. Lassen Sie die Schultern genauso langsam wieder herunter. Neh-

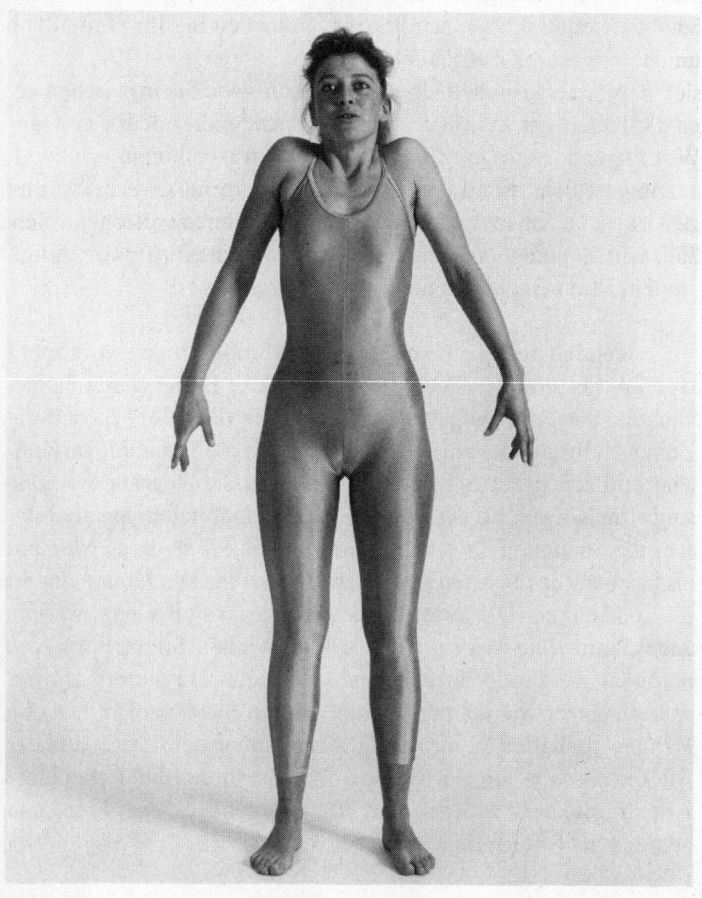

men Sie sich etwa 20–30 Minuten Zeit für diese Übung. Sind Sie allein, so öffnen Sie die Augen immer wieder zur Orientierung und zur Balance oder sobald Sie Angst haben. Üben Sie mit einem Partner, so lassen Sie die Augen die ganze Zeit geschlossen, auch wenn Sie unsicher stehen, schwanken oder das Gefühl haben zu fallen. Der andere wird da sein und Sie auffangen, falls Sie wirklich fallen sollten.

Üben Sie langsam, und atmen Sie immer wieder in den Bauch, und seien Sie laut. Wie ist Ihr Gefühl, wenn die Schultern immer unbeweglicher werden, der Bauch eingezogen ist und Sie beim Stehen unsicher werden. Wenn die Schultern wieder unten sind, ruhen Sie eine Weile im Stehen, und legen Sie sich dann hin. Schreiben Sie Ihre Erfahrungen auf, sprechen Sie mit Ihrem Begleiter und vergessen Sie nicht, wieder einen Wenn...dann...-Satz zu bilden: «Wenn ich stehe, dann...»

Lassen Sie sich überraschen von der Wirkung Ihres Satzes, bringen Sie aber Ihr Gefühl ein. Was wird in Ihnen ausgelöst, werden Sie nachdenklich, betroffen, oder empfinden Sie alles als unsinnig.

Bauch-Becken-Übungen

Die sexuellen Gefühle verbinden uns mit einem anderen Menschen, lassen uns Lust und Glück spüren und bergen den gefühlsmäßigen Impuls, Kinder zu bekommen. Im Bauch-Becken-Raum wird dieser Impuls in Energie und Kraft umgesetzt. Das Becken ist der Ort tiefer existentieller Gefühle und Quelle wesentlicher Impulse, die auf andere Menschen gerichtet sind. Lowen hat die körperliche Energie unterteilt in Stoffwechselenergie und sexuelle Energie. Ein Großteil der Energie wird für den Stoffwechsel, die Atmung und für die übrigen körperinternen Prozesse benötigt. Die sexuelle Energie versteht er als «Überschußenergie». Erinnern Sie sich an Momente und Beziehungen, die vom Streß gekennzeichnet waren, und ihre Auswirkungen auf Ihre sexuellen Gefühle, Ihre sexuelle Ausdrucksfähigkeit und Ihr Empfinden von Lust und Gefühl. Meist verschwinden dann die Gefühle oder kehren sich ins Gegenteil um, so daß dann die Gefahr besteht, daß Sexualität zur mechanischen Betätigung wird und nicht mehr mit dem Erleben – gemeinsam mit Ihrem Partner – und einer erfüllten Beziehung verbunden ist.

Der Wunsch des Körpers, sexuelles Erleben, Lust am Leben und tiefes Glück bedingen sich gegenseitig. Die Bioenergetik bemüht sich daher in vielen Übungen um die Lockerung des Bauch-Becken-Bereichs, um ein Reservoir zur Entwicklung und Freisetzung energetischer Impulse zu bilden, dessen Richtung, Qualität und Intensität Sie selbst bestimmen können.

Im folgenden werden Ihnen einige Übungen zur Aktivierung des Bauch-Becken-Bereichs vorgeschlagen.

Legen Sie sich in der Grundstellung auf die Matratze, stützen Sie die Füße auf. Die Augen sind geschlossen, der Mund geöffnet. Gehen Sie Ihrer Atmung nach und bewegen Sie das Bcckcn mit der Einatmung leicht nach hinten und bei der Ausatmung nach vorn. Vermeiden Sie aber dabei jede Anstrengung. Bewegen Sie das Becken eine Weile und fühlen Sie diese Bewegung. Ist sie fremd oder Ihnen vertraut? Geht sie leicht oder schwer, haben Sie Hemmungen dabei oder sind Sie erleichtert über das Gefühl im Becken? Beginnen Sie, mit diesem Bereich Ihres Körpers vertraut zu werden!

Sie können die Becken-Bewegung mit einer Ruhepause koppeln und mehrere Male wiederholen. Woran denken Sie und wie geht es Ihnen? Vielleicht denken Sie auch an jemanden, mit dem Sie jetzt gern zusammensein möchten, aber in Wirklichkeit nicht erreichen können.

Heben Sie nun das Becken 10–20 cm in die Luft und machen Sie dieselbe Bewegung mit dem Becken wie zuvor. Diese Übung ist anstrengender, aber verzagen Sie nicht, sondern machen Sie weiter! Atmen Sie tiefer, vielleicht mit einem Geräusch, aber halten Sie das Becken 10–20 cm vom Boden. Nach einem Augenblick lassen Sie das Becken vorsichtig herunter, und gehen Sie ruhig Ihren Empfindungen nach. Spüren Sie auch die Auswirkungen der Becken-Bewegung und der Anspannung, die sich jetzt in den ganzen Rumpf oder in Ihre Beine ausbreiten möchte! Wie ist Ihre Stimmung nach dieser Anstrengung?

Wiederholen Sie auch diese Übung mehrere Male, wechseln Sie sie immer wieder mit einer Ruhepause ab und spüren Sie, was sich in Ihrem Körper, Ihrem Gefühl und Ihrer Phantasie entwickelt.

Sobald Sie mit dieser Becken-Bewegung vertraut sind, heben Sie bitte das Becken wieder an und bewegen Sie es in der Luft entsprechend der Atembewegung, ohne es zu bald wieder herunterzulassen. Nähern Sie sich Ihrer Belastungsgrenze! Bewegen Sie das Becken entsprechend der Atembewegung, aber halten Sie das Becken in der Luft. Wenn es mühsam wird, atmen Sie laut. Wie fühlen Sie sich, wenn Sie bei der Becken-Bewegung laut atmen? Überraschen die Geräusche Sie? Und wie laut ist Ihr Atmen, wenn Sie mit Ihrem Partner schlafen? Fühlen Sie sich gehemmt, wenn Sie das laute Atmen Ihres Partners hören?

Sobald die Anstrengung zu groß wird, atmen Sie noch 3–5 Atemzüge, lassen Sie dann das Becken wieder herunter. Fühlen Sie nun Ihren Bauch-Becken-Raum und den unteren Rückenbereich? Spüren Sie Erleichterung, Schmerzen, Spannung, oder geht ein Vibrieren durch Ihren Körper?

Bewegen Sie, nach einer Ruhepause von 5–10 Minuten, das Becken ganz wenig nach oben. Die Wirbelsäule bleibt am Boden liegen, und das Becken ist etwa 1 cm hochgekippt, so daß Sie sich dabei nicht anstrengen müssen. Wenn Sie merken, daß Po, Bauch und Leistengegend angespannt sind, gehen Sie mit Ihrem Becken ein wenig nach unten. Halten Sie das Becken in dieser Position und spüren Sie, was im Körper geschieht. In der Regel beginnen nach einer Weile Becken, Beine und Bauch zu zittern, zu vibrieren und zu zucken. Auch wenn sich bei den unwillkürlichen Bewegungen im Körper die Körperhaltung ändert, halten Sie das Becken trotzdem ca. 1 cm hoch und achten Sie darauf, daß Sie sich nicht zu sehr anstrengen. Atmen Sie einfach so, wie Sie möchten, und lassen Sie Ihre Gedanken laufen.

Erinnern Sie sich an Ihr Gefühl, wenn Sie mit Ihrer Partnerin oder Ihrem Partner schlafen, sich liebkosen oder Sie sich von jemandem sexuell angezogen fühlen. Können Sie Ihren Gefühlen nachgeben und sich den Wünschen Ihres Körpers hingeben? Oder laufen in Ihnen «innere Programme», die Ihnen sagen, wie Sie zu sein haben, was Sie zu machen haben und was der andere mag?

Gehen Sie wieder Ihren Gefühlen im Becken und im Bauch nach. Werden Sie vertraut mit einer unwillkürlichen Bewegung und den unterschiedlichen Körpersensationen. Aber fühlen Sie und vor allem trauen Sie sich, Gefühle zu spüren und sie auf jemanden zu richten. Vielleicht fühlen Sie sich allein, Ihre Gefühle unbeantwortet, oder Sie gewinnen den Eindruck, nie den richtigen Partner zu finden. Ihre sexuellen Bedenken und Ihre Vorsicht lassen sich gewiß aus Ihrer Lebenserfahrung erklären. Erinnern Sie sich an Ihre Pubertät, an Ihre sexuellen Wunschpersonen, ja auch an die Sexualität Ihrer Eltern. Aber Sie werden lernen, ein positives sexuelles Selbstverständnis zu entwickeln, denn je vertrauter Sie mit den Gefühlen und den körperlichen Regungen im Bauch-Becken-Bereich werden, desto lockerer, zuversichtlicher und lustvoller werden Sie. Zunächst ist es egal, an wen Sie dabei denken und Sie Ihre Gefühle richten.

Können Sie nicht mehr, lassen Sie das Becken auf die Matratze fallen. Strengen Sie sich nicht mehr an und lassen Sie Ihre Gedanken ziehen, spüren Sie Ihren Körper, Ihre Stimmung, Ihre Gefühle und Phantasien. Vielleicht merken Sie, daß Sie Ihren Körper nicht mehr loslassen können. Die Anspannung wird schmerzen, vielleicht wehren Sie sich gegen gewisse Körperregungen. Versuchen Sie, gezielt Ihren Körper loszulassen – auch wenn er sich anschließend wieder anspannt. Machen Sie sich vertraut mit den Wechselwirkungen Ihres Körpers!

Sie können diese Übung 2- bis 3mal wiederholen, um sich dann ganz Ihren Empfindungen hinzugeben. Was entwickelt sich in Ihnen? An wen denken Sie, woran erinnern Sie sich?

Sie können die Becken-Übung – das langsame Heben und Senken des Beckens – auch variieren, um die Wirkung zu ändern, zu verstärken und die Spannung zu verdichten.

Legen Sie sich in die Grundstellung und halten Sie mit den Händen Ihre Fußgelenke fest. Heben Sie dann ganz langsam Ihr Becken in die Luft, bis es oben ist, und lassen Sie es dann wieder herunter.

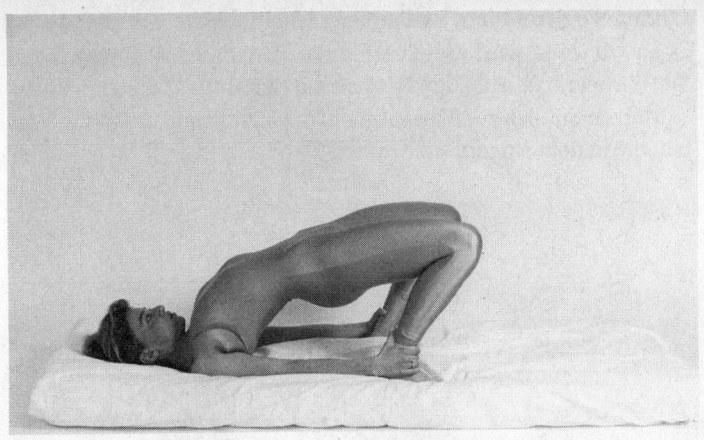

Oder ändern Sie die Übung, indem Sie sich hinlegen und die Fäuste unter Ihre Hacken legen. Heben Sie dann ganz langsam das Becken, um es anschließend genauso wieder zu senken.

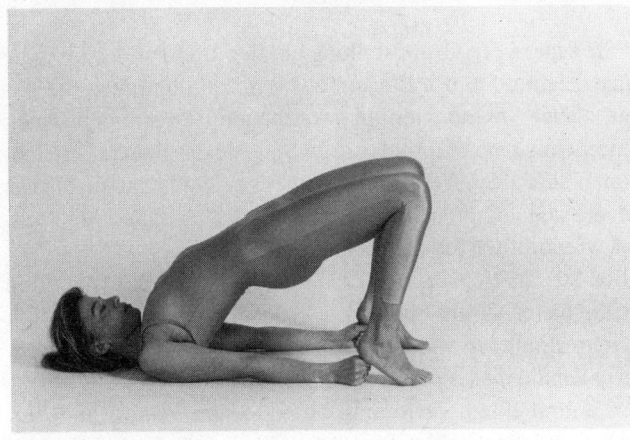

Sie können auch den ganzen Körper, den Nacken-Schulter-Bereich mit einbeziehen. Legen Sie sich in die Grundstellung und heben Sie das Becken ganz langsam in die Luft, dann stützen Sie sich mit den Händen etwas ab, so daß das Becken weiter in die Luft ragt. Sie stehen schließlich auf den Füßen und auf Ihrem Kopf.

Öffnen Sie den Mund, und atmen Sie laut, besonders dann, wenn es anstrengend wird. Senken Sie das Becken nach unten, indem Sie Wirbel für Wirbel den Rücken auf den Boden legen.

Stützen Sie sich zur Variation auf die Hände und die Füße. Bleiben Sie in dem Bogen!

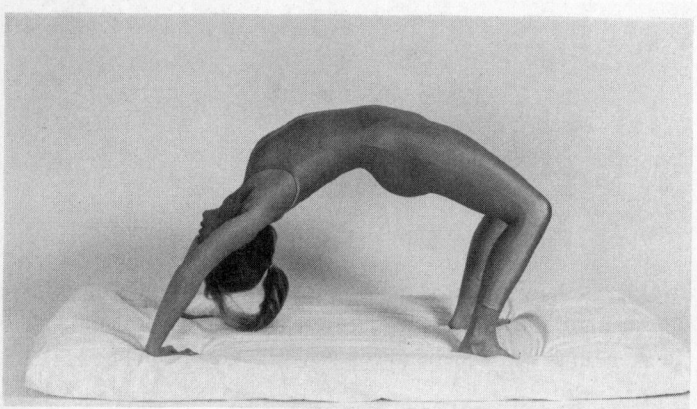

Legen Sie sich in die Grundstellung auf den Boden oder auf eine Matratze. Heben Sie das Becken etwas an und bewegen Sie das Becken, so wie Sie möchten, in vorsichtigen Bewegungen. Auch wenn Sie sich angespannt fühlen, bewegen Sie das Becken vorsichtig! Atmen Sie dabei. Wenn Sie nicht mehr möchten, lassen Sie das Becken einfach auf die Matratze oder den Boden fallen, und fühlen Sie! Wiederholen Sie dies 2- bis 3mal.

Heben Sie das Becken wieder in eine Höhe von ca. 10 cm und stoßen Sie beim Ausatmen das Becken weiter nach oben, lassen Sie es beim Einatmen wieder ca. 10 cm über dem Boden hängen. Wiederholen Sie dieses mehrere Male, und fühlen Sie!

Üben Sie mit einem Partner, so bitten Sie ihn, seine Hände auf Ihr Becken zu legen, so daß Sie, gegen den Druck der Hände, das Becken nach oben bewegen.

Sind Sie kraftlos, werden Sie wütend, ist es Ihnen peinlich oder ist es einfach gut, Ihr Becken zu spüren? Fühlen Sie! Lassen Sie das Becken liegen und nehmen Sie sich Zeit. Wie wirkt sich die Übung auf den restlichen Körper aus? Wie ist Ihre Stimmung?

Legen Sie sich auf den Rücken, die Beine sind ausgestreckt, drücken Sie dann die großen Zehen gegeneinander und versuchen Sie, den kräftigen Druck auszuhalten. Atmen Sie, und halten Sie den Druck, solange Sie können. Die Spannung wird überall in den Beinen und im Becken spürbar sein, vor allem im Beckenboden. Halten Sie die Spannung, solange Sie können, und atmen Sie laut. Machen Sie zwischendurch eine Pause und wiederholen Sie die Übung 3- bzw. 4mal. Spüren Sie das Strömen in Ihrem Körper und die Erleichterung, sobald der Druck nachläßt. Wie fühlt Ihr Becken sich an – ist es leicht? Nehmen Sie sich Zeit, um mit Ihren Gefühlen im Becken-Bauch-Raum vertraut zu werden. Was löst die Lockerung in Ihnen aus? Welche sexuellen Gefühle und Phantasien entwickeln sich? An wen denken Sie? In der Arbeit mit einzelnen oder mit Gruppen zeigt sich, wie wichtig die Arbeit mit dem Bauch-Becken-Bereich ist, das Sich-Öffnen für sexuelle Gefühle, Phantasien, Wünsche und die Erinnerung an Menschen im Leben, denen man begegnet ist und die die sexuelle Entwicklung beeinflußt haben.

Setzen Sie sich auf eine Matratze und stützen Sie sich hinten mit den Händen ab. Die Beine sind auseinandergeklappt, so daß sich die Fußsohlen berühren. Schließen Sie die Augen und öffnen Sie den Mund. Spüren Sie wieder Ihre Atmung und bewegen Sie beim Einatmen das Becken nach hinten, beim Ausatmen das Becken nach vorn. Nach ca. 10 Minuten stützen Sie sich auf die Ellbogen, gehen Sie etwas mit dem Oberkörper herunter und bewegen Sie sich wieder wie beschrieben. Lassen Sie Ihre Gedanken fließen!

Legen Sie sich nach weiteren 10 Minuten auf den Rücken und bewegen Sie sich genauso wie oben dargestellt! Auch wenn es mühsam wird zwischendurch, bewegen Sie Ihr Becken mit der Atmung.

Beenden Sie die Bewegung und beginnen Sie ganz langsam, wie in einer Zeitlupe, die Beine anzuheben, so daß sie sich wie Schmetterlingsflügel schließen. Achten Sie dabei auf die Vibrationen und auf das Zittern in den Beinen. Ehe Sie sich versehen, werden Sie merken, wie groß die aufgebaute Spannung im Körper ist. Erschrecken Sie nicht, sondern freuen Sie sich über die heftigen, halbautonomen Körperreaktionen! Gehen Sie Ihren Gefühlen,

Ihrer Phantasie nach. Merken Sie, wie das Becken sich öffnet, wie das Zucken und Zittern Impulse wachrüttelt, von denen Sie – im wahrsten Sinne des Wortes – durcheinandergeschüttelt werden? Spüren Sie auch die Impulse als Kraft, als Energie, mit der Sie jetzt auf Menschen zugehen können. Stellen Sie sich vor, jemand, den Sie lieben, würde Sie jetzt sehen, spüren und hören!

Die gedankliche Kontrolle ist wahrscheinlich reduziert. Die Kraft und explosionsartige Ladung im Bauch-Becken-Bereich könnten Sie vielleicht wegreißen! Achten Sie immer wieder darauf, daß die Vibrationen nicht zu groß und heftig werden, so daß die Beine beginnen zu schlackern. Bleiben Sie innerlich in Kontakt mit den Körperregungen, und spüren Sie Ihr Gefühl dabei!

Je mehr sich die Beine schließen, desto mehr wird die Bewegung im ganzen Körper bewegen. Spüren Sie Ihre sexuellen Gefühle auf den gesamten Körper bezogen!

Stellen Sie sich nach einer Ruhephase im Liegen wieder hin. Die Augen sind geschlossen, die Beine leicht gebeugt, bewegen Sie das Becken wieder im Einklang mit der Atmung. Spüren Sie, wie die Beckenbewegung jetzt den Körper beeinflußt? Gehen Sie Ihrem Gefühl, Ihrer Stimmung nach und realisieren Sie, daß *Ihr* Körper in dieser Form reagiert. Vergleichen Sie den Unterschied zwischen Liegen und Stehen. Wie ist es, sexuelle Gefühle, Impulse zu spüren und gleichzeitig festen Bodenkontakt zu haben?

Stellen Sie sich Ihre Eltern vor und erinnern Sie sich an früher, als Sie ein kleiner Junge oder ein kleines Mädchen waren. Richten Sie Ihre sexuellen Gefühle, Phantasien auf Ihre Eltern, so als würden diese vor Ihnen stehen, Sie jetzt sehen und erleben.

Wie wäre das für Sie? Und Sie sogar den Schritt wagen würden, vor ihnen von Ihrer Sexualität zu berichten. Vielleicht kommen in Ihnen jetzt heftige Gefühle, tiefe Erinnerungen hoch, oder Sie wollen das damalige Verhalten Ihrer Eltern nicht wahrhaben. Stellen Sie sich Ihre Eltern aber immer wieder vor! Und sprechen Sie vor ihnen von Ihren Gefühlen, so als müßten sie akzeptieren, daß Sie ein erwachsener Mensch mit eigenen sexuellen Gefühlen, Wünschen, Ängsten und Phantasien sind.

Atemraumübungen

Aktuelle und chronische Verspannungen im Körper, Einschränkungen in der Bewegung und unkoordinierte Körperhaltungen schränken immer gleichzeitig auch die Atmung ein, die wiederum die körperliche Beeinträchtigung unterstützt: Frühkindliche Erfahrungen, aktuelle Traumatisierung, Unfall/Schock oder ungelöste Konflikte wirken auf den Körper, so auch auf den Vorgang der Atmung. Die Beeinträchtigung der Atmung bedeutet eine graduelle Beeinflussung, die sich in einer flachen, schnellen, langsamen, unrhythmischen Atembewegung ausdrücken kann. Wilhelm Reich hat anfangs die Atmung, die Mimik und die Stimme seiner Patienten beobachtet. Er begann, seine psychoanalytische Arbeit durch Atemübungen zu erweitern, was die Bioenergetik weiter auf andere Bereiche ausgedehnt hat – unter Berücksichtigung neuer Aspekte und Techniken.

Es sollen Ihnen einige Atemübungen vorgestellt werden, deren Ziel ist, den Atemraum auf unterschiedliche Art und Weise zu dehnen und zu öffnen. Es sind einerseits Übungen, die den Atemraum beeinflussen, so daß die Atmung sich selbst neu organisieren kann. Andererseits sind es Übungen, die einen bestimmten Atemrhythmus vorgeben, um gezielt bestimmte Atemräume zu aktivieren. Der Einfluß auf Atemraum bzw. Atemrichtung mobilisiert die Atmung, baut Spannung auf, so daß die Entladung sich in neuartigen Atemimpulsen ausdrückt. Diese Atemimpulse wirken unwillkürlich in andere Körperbereiche, so daß dort eine Wirkung spürbar wird und weitere Gedanken, Erinnerungen und Gefühle geweckt werden. Da die Atmung, die Atemerfahrung und die Entwicklung von Atemimpulsen immer mit einem ganzheitlichen Erleben der eigenen Person verbunden ist, spüren Sie den Erfolg der gezielten Atmung in Ihrem allgemeinen Wohlbefinden.

Bauen Sie sich eine Deckenrolle, die fest gewickelt wird und einen Durchmesser von ca. 20 cm hat. Legen Sie sich mit dem Rücken auf den Boden. Stützen Sie die Füße auf und schieben Sie sich die Deckenrolle unter Ihren Rücken, etwa in die Höhe der Nieren.

Die Deckenrolle liegt in der Rundung des Rückens. Legen Sie sich auf die Deckenrolle und lassen Sie das Becken – falls Sie Spannung und Schmerzen spüren – vorsichtig hängen. Vermeiden Sie Druck, Anspannung oder ruckartige Bewegungen. Stellen Sie sich eine Katze vor, die auf einem unebenen Untergrund liegt. Sie paßt sich diesem Untergrund an und ruht trotzdem. Die Augen sind geschlossen, der Mund leicht geöffnet. Bleiben Sie 4–10 Minuten auf der Deckenrolle liegen, ohne irgend etwas zu tun. Lassen Sie Ihren Gedanken freien Lauf. Atmen Sie so wie immer und lassen Sie das Becken langsam auf den Boden, so daß die Schultern locker liegen und der Kopf nicht angestrengt wird.

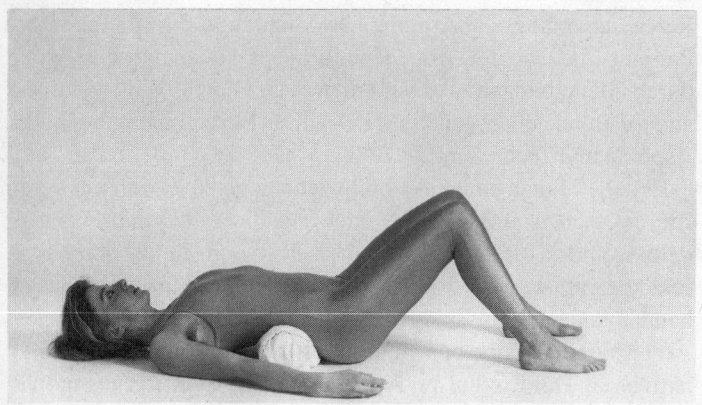

Schieben Sie die Deckenrolle unter Ihren Brustraum, heben Sie dabei Ihr Becken und lassen Sie es anschließend vorsichtig auf den Boden sinken. Wenn es mühsam oder schmerzhaft ist, atmen Sie laut, so daß die Anstrengung nicht im Körper bleiben muß. Aber seien Sie vorsichtig, vermeiden Sie ruckartige Bewegungen, und atmen Sie wie gewohnt. Spüren Sie Ihr Atmen, Ihren Atemrhythmus, die Tiefe Ihrer Atmung und die hervorgerufene Bewegung in Ihrem Körper. Anfangs werden Sie oft Spannungen und Schmerzen spüren und Sie nur allmählich loslassen können. Nehmen Sie sich Zeit und vermeiden Sie ein gewaltsames Ausführen der Übung, denn es dauert, bis der Atemraum sich dehnen kann. Lassen Sie Ihre Gedanken fließen! Spüren Sie Ihre Stimmung, und werden Sie vertraut mit der Unebenheit des Bodens. Erinnern Sie sich an die Katze, wie genußvoll, leicht sie auf einem solchen Untergrund liegt.

Anfangs sind solche Dehnübungen gar nicht so einfach, denn sie schmerzen, führen zu Verspannungen, weil die Atmung gewöhnlich eingeengt und nur gelegentlich durch einen tiefen Atemzug, bewirkt durch Weinen, einen Seufzer oder ein Gähnen, gelockert wird.

Nach 10 Minuten ändern Sie erneut die Position der Deckenrolle, lassen Sie sich vorsichtig zur Seite kippen und drehen Sie die Deckenrolle um 90 Grad. Legen Sie sich mit Ihrer Wirbelsäule auf die Deckenrolle. Die Schultern hängen an der Seite herunter. Der Brustraum wird gedehnt. Das Becken hängt oder liegt auf dem Boden. Spüren Sie die Dehnung des Atemraums. Viele fühlen sich in dieser Lage befreit, denn die Deckenrolle unter der Wirbelsäule gibt dabei das Gefühl von Stabilität, Sicherheit und Kontakt zum Boden. Strengen Sie sich nicht an in dieser Übung. Fühlen Sie! Liegen Sie auf der Deckenrolle und lassen Sie sich, nach einer Anspannung, wieder los, so daß die Atmung und die Atembewegung sich neu regulieren können. Lassen Sie Ihre Gedanken wieder laufen!

Rollen Sie sich nach 5–10 Minuten zur Seite, ziehen Sie die Beine zur Brust und bleiben Sie in dieser eingerollten Haltung eine Weile liegen. Spüren Sie Ihren Körper! Wie fühlt er sich an? Wie ist Ihre Stimmung?

Wie ist Ihre Atmung, und was beschäftigt Sie? Hat etwas weh getan, war etwas verspannt, wie wirkt sich das auf Ihre Haltung aus? Registrieren Sie den Unterschied von der mühsamen Haltung auf der Deckenrolle und Ihrer augenblicklichen Atmung. Viele fühlen sich locker, befreit in ihrer tiefen Atmung, einige fühlen sich innerlich angegriffen wie nach großem Streß. Nehmen Sie sich Zeit, hören Sie dabei schöne Musik und machen Sie nichts anderes. Liegen Sie einfach auf der Deckenrolle. Dehnen Sie Ihren Rumpf und atmen Sie. Tun Sie sich etwas Gutes!

Erzählen Sie Ihrem Begleiter, was mit Ihnen passiert ist und wie es Ihnen geht, was Sie beschäftigt hat, oder schreiben Sie – wenn

Sie allein sind – Ihre Gedanken auf. Vielen fällt es gar nicht so leicht, einfach liegenzubleiben, nichts zu tun und sich zu spüren, denn gerade in einer solchen Situation wird der eigentliche Streß, die Unruhe, die Belastung deutlich. Versuchen Sie trotzdem, sich fallen zu lassen, und zwingen Sie sich nicht zu irgendwelchen Aktivitäten! Ermutigen Sie sich zur Durchführung dieser herausfordernden Übungen, und berichten Sie Ihrem Begleiter das, was Sie beschäftigt. Erinnern Sie sich an Ihre Selbsteinschätzung: sind Sie eher unruhig, aktiv, hektisch und leben Sie in ständigem Zwang, etwas zu tun? Oder sind Sie passiv, innerlich bedrückt, ruhig und fühlen sich leer? Dann probieren Sie einfach das Gegenteil aus, und Sie werden feststellen, wie schwer das ist. Gestalten Sie die Übungen, Ihr Leben, die Beziehung, so daß Ihre Lebendigkeit wieder erweckt wird. Empfinden Sie sich als aktiv, dann legen Sie sich über die Deckenrolle und ruhen Sie. Spüren Sie Ihre Unruhe? Gelten Sie als passiv, dann machen Sie einige der Mobilisierungsübungen. Steigt in Ihnen ein Widerwille auf, aktiv zu sein?

Sie merken an dieser Stelle, daß Atemübungen dazu dienen, den Körper neu zu koordinieren, die Befindlichkeit zu verbessern und aber auch die Selbsteinschätzung zu vertiefen.

Sind Sie unzufrieden mit Ihrer Lage und Ihrer körperlichen Situation, so fahren Sie fort mit Ihrer Entdeckungsreise, dem Versuch, eigene Grenzen zu erfahren. Spüren Sie die Impulse, die Ihr Körper, Ihr Gefühl, Ihre Phantasie ausdrücken! Lassen Sie sich von ihnen überraschen – ohne sie gleich zu bewerten, einzuordnen und zu verstehen. Sie sind Indizien für vorhandene Gefühle, die Sie aber noch nicht formulieren können. Nutzen Sie die Chancen, die Ihr Körper ermöglicht, Sie brauchen ihn nicht zur Kreativität, zur impulsiven Bewegung und zum Lebendigen erziehen. Öffnen Sie sich, indem Sie versuchen, Einfluß auf Ihre Verspannungen, Ihre Körperhaltung und Ihre Atmung zu nehmen. Sie werden sehen, wie der ganze Organismus in Bewegung gerät und Spannung aufbaut, wie sie sich entlädt, und die Zusammenhänge von Fühlen und Denken, Denken und Atmen, Atmen und Körperbewußtsein erkennen.

Legen Sie sich auf eine Decke oder eine Matratze. Die Füße sind aufgestützt. Die Augen geschlossen und der Mund leicht geöffnet. Spüren Sie Ihre Atmung – das Ein- und Ausatmen –, die Pause. Werden Sie mit Ihrer Atmung vertraut. Fragen Sie nicht, warum sie Ihnen so oder so erscheint.

Beeinflussen Sie Ihre Atembewegung, indem Sie sie gezielt in einen Atemraum lenken. Versuchen Sie beim Einatmen eine Hälfte der Luft in den Bauch und die andere in die Brust zu lenken, um beim Ausatmen Bauch und Brust wieder loszulassen.

Atmen Sie so vielleicht 10–15 Minuten, und spüren Sie, was im Körper passiert. Sie werden sicher unwillkürliche Atembewegungen und -impulse erleben, aber halten Sie den Atemrhythmus nicht zwanghaft aufrecht. Nehmen Sie sich viel Zeit für diese Übung.

Variieren Sie die Übung, indem Sie die Richtung beim Einatmen ändern; atmen Sie nun einen Teil des Sauerstoffs zuerst in die Brust und den anderen in den Bauch. Atmen Sie aus, indem Sie Brust und Bauch loslassen. Verfahren Sie sonst wie bei der Übung zuvor.

Achten Sie auf den Unterschied der beiden Übungen. Was wird jetzt bei Ihnen ausgelöst und wachgerüttelt? Wie reagiert Ihr Körper und wie ist Ihre Stimmung dabei? Welche Spannungen bauen sich im Körper auf?

Sie können die beiden Übungen auch kombinieren, indem Sie erst in Bauch und Brust atmen, anschließend in Brust und Bauch. Wiederholen Sie diesen Atemrhythmus eine Weile, atmen Sie dann mit Bauch und Brust, mit kurzen Unterbrechungen, ein, atmen Sie langsam aus. Variieren Sie das Ausatmen, indem Sie auch hier die Atmung mehrere Male unterbrechen.

Nehmen Sie diese Variante als Möglichkeit, mit dem Atemraum und der Atemrichtung zu spielen, sich zu erkunden, die eigene Befindlichkeit zu verbessern, die Atmung zu lockern und sich das Zusammenspiel zwischen Atmung und Körper zu verdeutlichen. Üben Sie auch mal im Bus, in einer Konferenz oder beim Fernsehen. Einfach nur atmen.

Es gibt ein altes chinesisches Sprichwort, das besagt, daß man bei Problemen seine Atmung spüren soll, um herauszufinden, wohin der Weg führt. Das bewußte Atmen bedeutet nicht Wissen, sondern Spüren. Es gibt Kraft und Mut für das Neue, für die praktische Bewältigung von Problemen. Atmung zeigt uns unsere Lebendigkeit!

Arbeit mit dem Atemschemel

Alexander Lowen hat im Rahmen seiner Entwicklungsarbeit die Arbeit mit dem Atemschemel genutzt, die kennzeichnend für die Bioenergetik ist. Sie ermöglicht einen unmittelbaren, tiefen, spannungsgeladenen und äußerst persönlichen Einfluß auf die Atmung, die Atemräume und die körperliche Befindlichkeit. Auch wenn Übungen auf dem Atemschemel sehr anstrengend und/oder schmerzhaft sein können, sollen Ihnen einige Übungen, die Sie zu

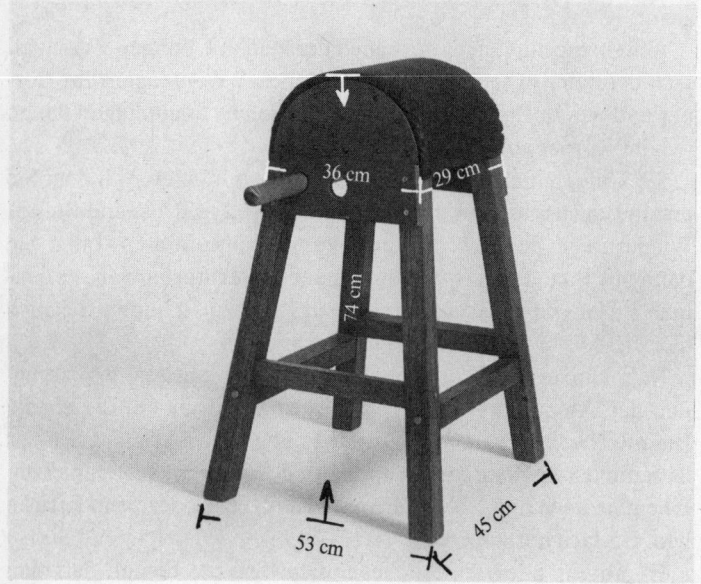

Hause durchführen können, vorgestellt werden. Es gibt verschiedene Möglichkeiten. (Im Anhang werden die Maße für einen speziellen Atemschemel aufgeführt.) Oder Sie nehmen einfach eine Rolle mit einem Durchmesser von ca. 40 cm. Besitzen Sie eine kleine dreistufige Küchenleiter, so befestigen Sie eine fest zusammengerollte Decke mit einem Gürtel oder einem Strick auf der obersten Stufe, um eine weiche Auflage zu haben. Oder Sie nutzen Ihr Sofa bzw. einen großen Sessel als Atemschemel.

Führen Sie die Übungen auf dem Atemschemel vorsichtig und nicht ruckartig durch. Legen Sie sich auf den Schemel, der Kopf hängt herunter, während Sie die Füße, in einem Abstand von 25 cm zueinander, abstützen und die Unterschenkel senkrecht stehen. Achten Sie darauf, daß das Becken etwas hängen kann. Lassen Sie während aller Übungen die Augen geöffnet. Wenn die

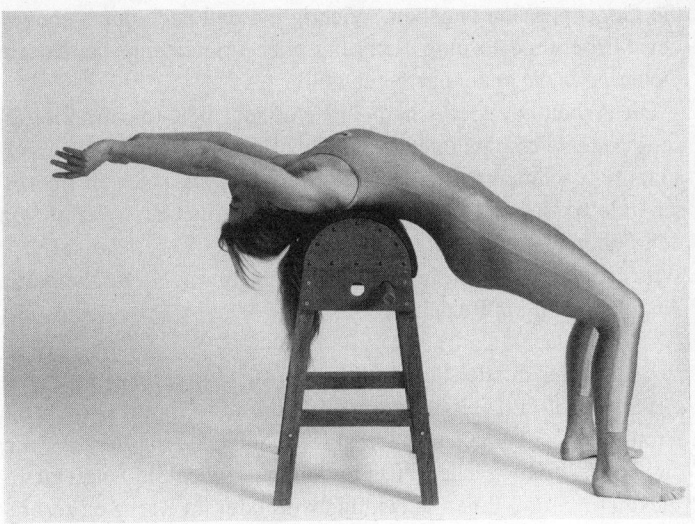

Dehnung zu anstrengend wird, beenden Sie sie langsam. Heben Sie mit beiden Händen den Kopf hoch, und bleiben Sie mit dem Rücken auf dem Schemel liegen und mit den Füßen auf dem Boden stehen. Fühlen Sie eine Weile, bevor Sie sich abstützen und in

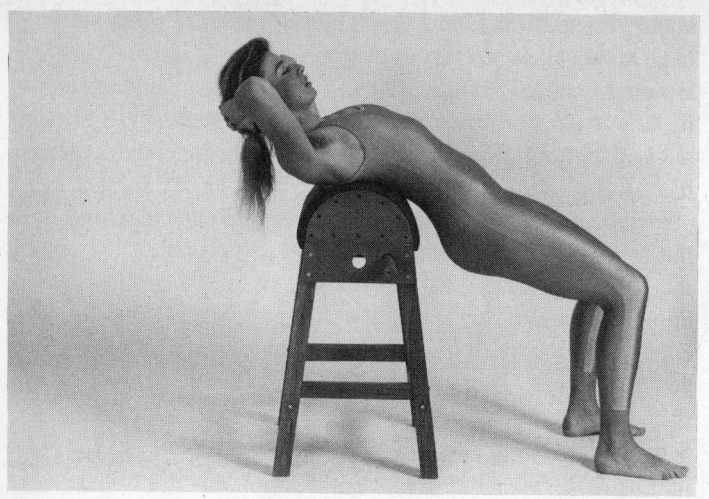

die Gegenposition begeben. Wichtig ist, daß nach der Dehnung der Wirbelsäule in eine Richtung auch immer eine behutsame Dehnung in die andere erfolgen muß.

Die Arbeit am Atemschemel ist eine sehr tiefe und direkte Lösung gegen Verspannungen. Sie macht uns vertraut mit den verspannten, schmerzhaften Bereichen im Körper, setzt oft überraschende Kräfte und Gefühle frei, verbindet den Energiefluß von den Füßen bis zum Kopf und stärkt den körperlichen Kontakt zur Wirklichkeit. Machen Sie daher die Übungen am Atemschemel zu Anfang mit einem Begleiter!

Legen Sie sich mit den Schulterblättern auf den Atemschemel, lassen Sie Kopf und Becken hängen. Spüren Sie Ihren Körper, die Atmung, Anspannung und Schmerz, nehmen Sie Ihr Gefühl wahr, das Sie bei einer solchen Position haben. Haben Sie Angst zu ersticken oder daß Ihnen schwindlig wird oder im Kreuz zu zerbrechen? Atmen Sie vorsichtig in den Bauch. Lassen Sie Kopf und Becken hängen. Sobald es schmerzt oder Sie angespannt sind, atmen Sie laut. Vermeiden Sie, sich ruckartig zu bewegen und mit Gewalt die Körperhaltung zu ändern. Werden Sie vertraut mit Ihren Verspannungen, Ihrem Schmerz und Ihrem inneren Widerstand, in dieser Haltung liegenzubleiben. Aber überschreiten Sie nicht Ihre eigene Grenze! Verausgaben Sie sich nicht, verletzen Sie sich nicht und sehen Sie die Übung nicht als Programm, das eine bestimmte Haltung, Liegedauer und Atemtiefe erfordert. Es kann sein, daß Sie nur einige Sekunden oder wesentlich länger liegenbleiben wollen.

Spüren Sie, wie es Ihnen geht, wie Ihr Körper sich anfühlt, nähern Sie sich Ihrer Belastungs- und Schmerzgrenze! Nutzen Sie diese Grenzerfahrung zur tiefen und spannungsvollen Aufladung des ganzen Körpers, der Atmung und des Gefühls. Was wird in Ihnen ausgelöst? Wie reagiert Ihr Körper? Haben Sie Angst? Und woran denken Sie? Verdeutlichen Sie sich den Bezug dieser Erfahrung zu Ihrer Wirklichkeit. Was machen Sie im Leben, wenn Sie Schmerzen oder Angst haben? Wenn überraschende Gedanken und Gefühle auftauchen?

Die extreme Körperhaltung, die man beim Liegen auf dem Atemschemel einnimmt, mobilisiert ungeahnte Energien und Kräfte. Die Körperwahrnehmung, das Erleben von Gefühlen, das Vertiefen der Atmung werden somit sehr schnell, direkt und qualitativ oft überraschend mobilisiert. Sie spüren nicht nur Schmerz, sondern einen «wahnsinnigen Schmerz», «schneidenden» Schmerz. Sie spüren nicht nur Angst, sondern eine überwältigende Angst, so daß Sie im Grunde genommen sofort aufhören möchten. Sie spüren nicht nur Spannung, sondern eine zerreißende Spannung, die Sie fast nicht aushalten können. Halten Sie die Füße am Boden. Atmen Sie gegebenenfalls laut. Öffnen Sie die Augen. Um die Übung zu beenden, heben Sie den Kopf mit den Händen, bleiben Sie auf dem Atemschemel liegen. Das Becken bleibt hängen. Gehen Sie Ihrem Gefühl nach. Die Erleichterung und Erlösung ergreift den ganzen Körper, und Ihre Schmerzen und Ihre Angst werden schnell verschwinden. Atmen Sie einfach entsprechend Ihres natürlichen Atemrhythmus.

Stützen Sie sich ab, um sich hinzuknien, bleiben Sie in dieser Stellung für ca. 5–10 Atemzüge, nehmen Sie dann die Elefantenposition ein. Bleiben Sie eine Weile in dieser Haltung. Gestatten Sie sich, die Vibrationen und das Zittern in den Beinen, die vertiefte

Atmung und die vielleicht überraschenden Gefühle und Gedanken wahrzunehmen. Richten Sie sich langsam auf, so daß Sie 8–10 Atemzüge brauchen, um wieder in der Grundposition zu stehen.

Spüren Sie den Kontakt zum Boden, Ihren Blick, die Tiefe und Ausgewogenheit Ihrer Atmung und das Zusammenspiel von Spannungen, Schmerzen und Lockerheit im Körper. Es kann sein, daß ein Gefühl, eine Erfahrung, ein Gedanke Sie mehr und mehr beschäftigt. Bevor Sie diese ergründen, geben Sie ihnen Raum, sich zu entwickeln. Stellen Sie sich ein Foto vor, das nach der Belichtung in der Entwicklerflüssigkeit allmählich seinen Schleier verliert, Klarheit und Konturen gewinnt. Nutzen Sie die produzierten Impulse und verbinden Sie sie mit «körperlicher Substanz». Stehen Sie, im wahrsten Sinne des Wortes, dahinter! Man muß das, was man möchte und für sachlich richtig hält, verkörpern können. Nutzen Sie Ihre Körperkraft für Ihre Entwicklung bzw. Veränderung! Sprechen Sie wieder mit Ihrem Partner!

Da Sie jetzt mit der Arbeit am Atemschemel vertraut sind, können Sie die Wirkung intensivieren, indem Sie bei der Übung ein Kissen in die Hände nehmen, um die Dehnung zu verstärken. Sie können sich an einer Stuhllehne festhalten, um die Dehnung zu vertiefen. Gleichzeitig schaffen Sie sich eine Möglichkeit, die hohe Spannung körperlich zu entladen. Halten Sie die Stuhllehne fest, öffnen Sie die Augen und heben Sie den Stuhl ca. 1–2 cm hoch, so daß zwei Stuhlbeine angehoben werden.

Bewegen Sie vorsichtig den Stuhl, dies wird Ihre Spannung weiter ansteigen lassen. Atmen Sie laut, damit die Anstrengung heraus kann. Wiederholen Sie die Übung und machen Sie eine Pause!

Wollen Sie den unteren Bereich des Körpers entspannen, beginnen Sie, mit den Füßen zu trampeln – anfangs nur mit den Hacken, dann mit den Füßen. Trampeln Sie, atmen Sie laut. Wie empfinden Sie die starke Anspannung und den Versuch, sie durch Bewegen des Stuhls oder durch das Trampeln abzubauen? Wie ist es, wenn Sie neben dem körperlichen Ausdruck Worte verwenden – Worte wie «Nein», «Geh weg», «Laß mich» oder «Warum»? Was lösen diese Worte in Ihnen aus?

144

Es kann sein, daß Sie keinen guten Bodenkontakt haben, Ihre Beine nicht spüren oder Sie die Hacken unbewußt heben, so daß Sie nur auf den Zehenspitzen stehen. Vielleicht versagen Ihre Beine, so daß diese Sie nicht tragen können, drücken Sie dann die Füße auf den Boden. Halten Sie den Druck, ohne sich zu sehr anzustrengen, auch wenn Sie den Stuhl bewegen oder mit den Händen den Kopf hochgehoben haben. Was passiert nun in Ihrem Körper? Was verändert sich, ist anders? Wird Ihre Atmung flach? Haben Sie Angst, keine Luft mehr zu bekommen? Bewegen Sie jetzt Ihr Becken, Ihren Kopf langsam. Drücken Sie beim Einatmen das Becken einige Millimeter nach unten und beim Ausatmen nach oben. Verbinden Sie diese Bewegung mit dem Bewegen des Kopfes.

Wenn Sie merken, daß Ihre Atmung flach und eingeengt ist, machen Sie mit der Atmung kleine Bewegungen, und zwar in den Bereichen, wo Sie die Verspannung spüren. Wenn Sie merken, daß die Spannung zu groß wird, probieren Sie, durch das Bewegen des Stuhls oder das Trampeln einen Teil der inneren Ladung loszuwerden.

Legen Sie sich diesmal mit der Brust auf den Atemschemel. Vermeiden Sie, sich mit den Füßen abzustützen, Kopf und Arme hängen locker herunter. Sie werden gleich einen erheblichen Druck auf Ihre Brust spüren. Versuchen Sie nicht, gegen diesen Druck anzuatmen. Auch wenn das Atmen schmerzhaft wird. Versuchen Sie, mit diesem Schmerz und dem Druck im Brustraum vertraut zu werden. Ihr Gefühl wird stärker werden, sobald Sie beim Ausatmen den Brustbereich loslassen können. Hier werden oft Gefühle von Schmerz, Trauer, Angst erlebt. Wird die Übung zu intensiv oder zu drückend, dann stützen Sie sich mit den Händen ab, knien Sie sich hin oder kauern Sie auf dem Boden. Bleiben Sie in der gekauerten Stellung, um sich dann in der Elefantenposition halb aufzurichten. Spüren Sie nach und lassen Sie zu, daß sich körperinterne Impulse entwickeln können. Beenden Sie die Übung durch das langsame Hochkommen und nehmen Sie die Grundstellung ein.

Bei einer Partnerübung kann Ihr Begleiter Ihre Fußknöchel in die Hand nehmen und die Unterschenkel vorsichtig etwas hochheben. Spüren Sie Ihre Beine, das Zucken, die unwillkürlichen Bewegungen? Halten Sie als Begleiter die Beine so, daß sie nicht den Boden berühren und sich unwillkürliche Impulse entwickeln können. Es kann sein, daß hierdurch der Druck in der Brust verstärkt wird.

Stellen Sie den Atemschemel vor einen Tisch oder ein Sofa. Wählen Sie eine angemessene Höhe, damit der Körper nicht zu sehr eingeknickt wird und es beginnt, schmerzhaft zu werden. Erkunden Sie beim Atemschemel immer erst die Haltung, die Ihnen Variationen ermöglicht. Lassen Sie zunächst die Beine hängen. Spüren Sie die Dehnung in der Leistengegend, im Becken, in den Oberschenkeln und im Bauch? Wie fühlen Sie sich in dieser Haltung? Dann lassen Sie das linke Bein hängen, und ziehen Sie das

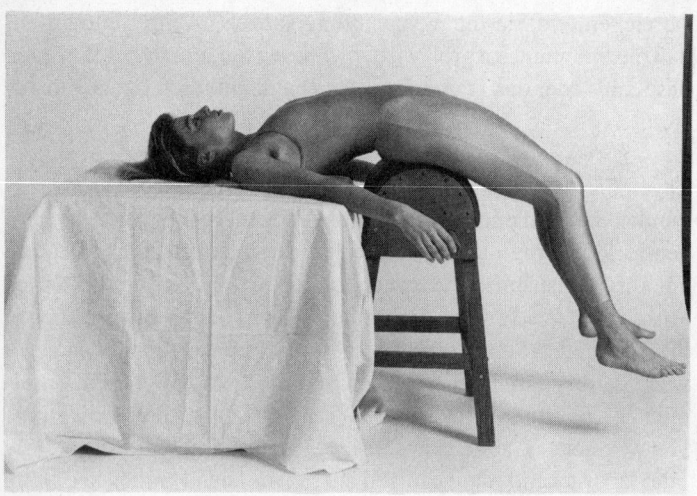

rechte zur Brust, so daß es angewinkelt ist. Treten Sie dann mehrfach den Fuß weg, so daß die Dehnung im Bein, im Becken, im Bauch intensiviert wird. Lassen Sie danach das rechte Bein hängen und fühlen Sie. Belasten Sie die Beine abwechselnd und wiederholen Sie die Übung.

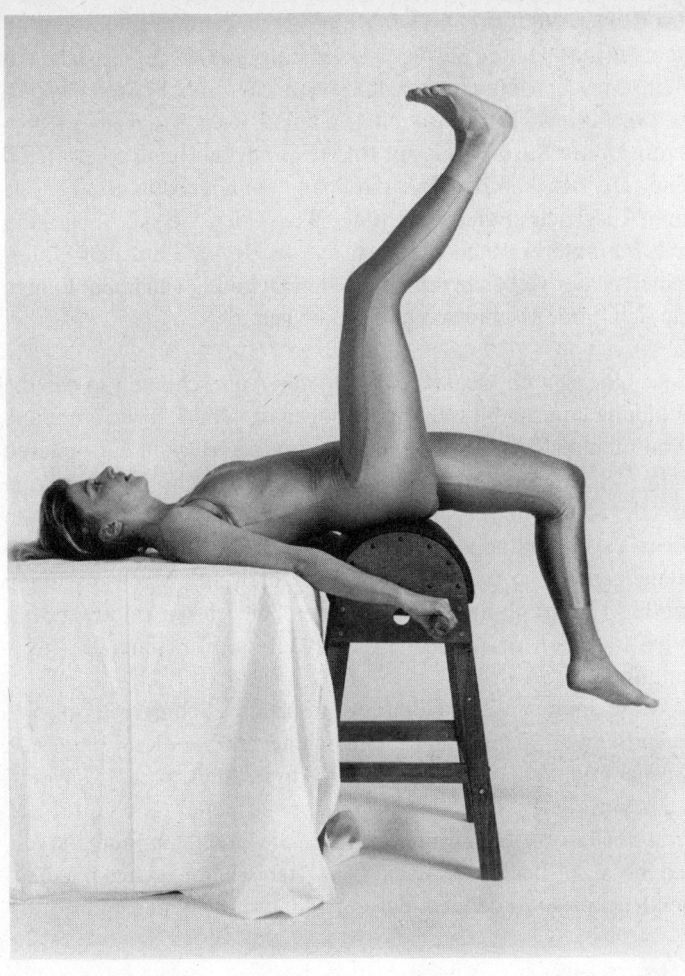

Wie fühlen sich nun Ihre Beine, Ihr Becken, Ihr Bauch an? Wie ist Ihre Stimmung in dieser Haltung? Ändern Sie diese Übung, indem Sie das linke Bein hängen lassen und das rechte Bein in die Luft strecken, so daß das Knie angewinkelt ist. Knicken Sie den Fuß um. Die Zehen zeigen zum Kopf, und die Hacke drückt nach oben. Sicherlich erinnern Sie sich, daß wir eine ähnliche Übung liegend am Boden gemacht haben. Strecken Sie auch jetzt wieder das Bein in die Luft. Das wird sehr anstrengend werden. Also atmen Sie laut! Halten Sie die Anstrengung eine Weile, um dann das Bein langsam wieder nach unten sinken zu lassen. Spüren Sie nach und verfahren Sie genauso mit dem linken Bein. Nach einer Ruhepause ziehen Sie die Knie zur Brust, so daß die Beine angewinkelt sind. Der Rücken ist rund, die Spannung abgebaut. Bleiben Sie zum Ausgleich in dieser Haltung. Wie fühlen Sie sich? Wie fühlt sich Ihr unterer Rückenbereich an? Achten Sie auf den Unterschied zu der vielleicht schmerzhaften Dehnung von eben! Fühlen Sie sich rund, geschlossen und wieder ganz?

Legen Sie sich mit dem Rücken auf den Atemschemel, so daß die Wölbung unterhalb Ihrer Rippenbögen ist. Oberkörper, Kopf und Arme hängen zur einen Seite herunter, das Becken zur anderen Seite. Viele haben Angst, daß sie am Kopfende herunterrutschen und die Kontrolle verlieren. Fühlen Sie Ihren Körper und bleiben Sie in dieser Haltung. Atmen Sie tief in Ihren Bauch, in Ihre Leistengegend. Wie fühlt sich Ihr Zwerchfell an? Macht es Ihnen große Mühe zu atmen? Wie kommen Sie sich vor in dieser Haltung? Möchten Sie am liebsten sofort aufhören? Schmerzt es? Was empfinden Sie?

Wann immer Sie auf dem Atemschemel Schmerzen spüren, seien Sie nicht beunruhigt, denn Schmerzen bei dieser extremen Anspannung sind oft Ausdruck von Angst, Angst vorm Loslassen, die Kontrolle zu verlieren; Angst, tief zu atmen und zu fühlen. Und doch, wenn Sie zweifeln, suchen Sie einen Arzt auf. Vergessen Sie nicht, nachdem Sie auf dem Atemschemel gelegen haben, den Rücken so zu dehnen, daß er wieder rund werden kann!

Koordinierungsübungen

Jeder hat in seinem Leben bestimmte Bewegungsabläufe, Körperhaltungen, Belastungsmuster und Koordinierungsfähigkeiten gelernt. Die körperlichen Vorgänge bedürfen einer bestimmten

Koordinierung von aktiven und bremsenden Muskeln. Wie Sie wissen, kann man die Anspannung im Muskel steigern oder ermüden, man kann das Spannungsmuster aber auch aus der üblichen Koordinierung bringen.

Legen Sie sich in der Grundstellung auf eine Matratze. Trampeln Sie in dieser Übung nur mit einem Fuß, während der andere am Boden bleibt. Machen Sie dies eine Weile, und fühlen Sie. Wiederholen Sie das Trampeln später auch mit dem anderen Bein. Was passiert? Was für einen Einfluß hat diese Bewegung auf das Koordinierungsgefühl im Körper? Können Sie den Unterschied zu der Übung, als Sie mit beiden Beinen getrampelt haben, benennen?

Sie können diese Übung auch mit den Armen machen oder auch mit den Armen und Beinen gleichzeitig, indem Sie jeweils das rechte Bein und den rechten Arm aufschlagen und eine Weile in Bewegung bleiben. Was für einen Einfluß hat diese Bewegung auf Ihren Körper und Ihr ganzheitliches Erleben? Müssen Sie sich sehr anstrengen, um die Bewegung zu kontrollieren? Haben Sie Spaß dabei? Wie empfinden Sie, wenn Sie aus dem Takt kommen? Verunsichern Sie weiter Ihren Koordinationsmechanismus, indem Sie den rechten Fuß mit dem linken Arm gleichzeitig bewegen. Wie wirkt die Mobilisierung eines diagonalen Impulses auf Sie? Wiederholen Sie dies auch mit dem linken Fuß und dem rechten Arm! Verbinden Sie die beiden diagonalen Bewegungen, indem Sie abwechselnd, zunächst mit dem rechten Fuß und dem linken Arm, dann mit dem linken Fuß und dem rechten Arm, klopfen! Lassen Sie sich nicht irritieren. Auch wenn Sie aus dem Takt kommen, fangen Sie immer wieder an. Bringen Sie Ihren Körper mal durcheinander. Lassen Sie Ihre Kontrolle außer acht. Machen Sie diese Übungen eine Weile und erkunden Sie Ihren Körper und die Bemühungen zu koordinieren. Die meisten Menschen müssen hierbei lachen. Sie schaffen es einfach nicht, den Körper, so wie vorgeschlagen, länger und unverkrampft zu bewegen. Aber seien Sie sich der Wirkung auf Ihren Körper bewußt!

Weiter erschweren können Sie die Übung, indem Sie den Kopf dabei schütteln. Wie empfinden Sie es, den Körper abwechselnd diagonal und den Kopf dabei in einer Nein-Bewegung zu bewegen?

Oder Sie betrachten zwischendurch Ihren Partner, das heißt, Sie schlagen mal mit dem rechten Fuß, linken Arm und umgekehrt und gucken Ihren Begleiter dabei an. Wie empfinden Sie den Blickkontakt? Können Sie sich trotzdem koordiniert bewegen? Müssen Sie lachen oder sich zwingen einzuhalten? Vergessen Sie die Kontrolle für einen Moment!

Ihre Koordinierungfähigkeit soll weiter herausgefordert werden. Setzen, stellen oder legen Sie sich hin, so wie es Ihnen beliebt, und wählen Sie irgendeine Bewegung aus. Vielleicht wollen Sie mit der Hand auf die Matratze oder den Tisch hauen, den Fuß wegtreten oder das Becken im Liegen in die Luft werfen. Spüren Sie die gewählte Bewegung, machen Sie dann eine Ruhepause. Jetzt wird es schwierig! Wiederholen Sie die Bewegung erneut, aber bremsen Sie auf halbem Weg. Die Hand, die auf den Tisch geschlagen werden soll, erreicht nicht den Tisch, sondern bleibt auf halbem Weg stecken und wird in dieser Haltung «eingefroren». Spüren Sie diese Haltung für einen Moment, vor allen Dingen, wenn Ihre Atmung und Ihre Bewegung gebremst sind. Wiederholen Sie dies mehrere Male und spüren Sie, wie der Körper im Inneren reagiert und wie er mit dem Wechselspiel von Bremsen und Bewegung klarkommt.

An dieser Stelle sollen noch einmal die Slow-Motion-Bewegungen erwähnt werden, auch sie dienen der Aufgabe, die Koordinierung der Motorik zu verunsichern, und stellen aber gleichzeitig den Versuch dar, den Organismus neu zu regulieren.

Lebensgeschichtliche Körperentwicklung, Streß und Charakterbildung

Charakter

Lowens Texte, die bioenergetische Analyse als Therapieverfahren und die Praxis der meisten bioenergetischen Analytiker basieren auf einem differenzierten Charakterkonzept. Begriffe wie: Charakterbildung, Charakterstruktur, Charaktertypen sind jedoch oft vielschichtig und verwirrend.

Einerseits wird der Charakter als Abwehrform gegen Bedrohungen der primären Bedürfnisse verstanden. Er kann Ausdruck einer von der Norm abweichenden Persönlichkeitsentwicklung sein. Andererseits sind die Kriterien, die man zur Bestimmung der Charakterstruktur verwendet, äußerst verschieden und aus dem jeweiligen Blickwinkel des Betrachters mehrschichtig verstehbar.

So gibt es:
- fotografische Klassifikationen, die von der äußeren Beschreibung ausgehen,
- dynamische Klassifikationen, die die Entstehungsgeschichte und die Aufrechterhaltung der Charakterstruktur beleuchten,
- fachspezifische Klassifikationen, die sich aus einem wissenschaftlichen Blickwinkel mit dem Charakter befassen,
- dialogische interaktionelle Klassifikationen, die sich mit der speziellen Wechselbeziehung zwischen dem einzelnen Menschen und seiner Umgebung (Familie, soziales Umfeld etc.) befassen
- und systemische Klassifikationen, die ein komplex vernetztes Geschehen zugrunde legen.

Der Charakter hat sich aus bioenergetischer Sicht als Schutzmechanismus und als Überlebensstrategie herausgebildet.

Die naturbedingte Anpassung des einzelnen Menschen an die Außenwelt, die Ausprägung bestimmter Körperbedürfnisse und persönlicher Wünsche, die Entwicklung moralischer und sozialer Ansprüche bzw. Forderungen und die individuelle Art, diese Anpassung zu vollziehen, machen den Charakter aus.

Jetzt ist es aber gar nicht so einfach, zwischen Charakter, Persönlichkeit, Ich und Selbst zu unterscheiden. In der Regel verbirgt sich der Charakter für den einzelnen Menschen, man lebt und verkörpert ihn im wahrsten Sinne des Wortes, reproduziert ihn im täglichen Leben – ohne ihn aber näher beschreiben zu können. Die Arbeit mit dem einzelnen ist daher charakteranalytisch in zweifacher Hinsicht schwierig, zum einen muß der Therapeut ein anschauliches komplexes Charakterbild entwerfen, zum anderen aber geht es in der Therapie auch bei aller Kategorisierung darum, die Persönlichkeit des einzelnen und seine Einzigartigkeit zu bewahren. Die bioenergetische Analyse gerät hier manchmal zu Recht in Gefahr, die Kategorisierung des Charakters zu weit zu treiben; statt der Arbeit mit dem einzelnen Menschen, sich an einem Pathologieverständnis zu orientieren. Darüber hinaus ist es für den Leser von bioenergetischer Literatur fast unmöglich, an Stelle einer eingeengten Sicht der Charakterstruktur das Verständnis eines differenzierten Charakterprofils, in Zusammenhang mit einem komplexen Netz von Wirkungsfaktoren, zu entwickeln. Es wird, auch wenn Sie sich noch so sehr bemühen, nicht ausbleiben, daß Sie in Kategorien denken werden. Dies ist nur dann problematisch, sobald Sie darin verhaftet bleiben.

Im folgenden soll die menschliche Entwicklung des einzelnen skizziert werden: Ein Kind wird in einen gesellschaftlichen Zusammenhang hineingeboren. Es bringt eine körperlich-energetische Grundausstattung mit. Die zunächst noch diffusen körperlichen Empfindungen des Kindes werden im Verlauf der frühen Eltern-Kind-Beziehung zu Gefühlen, Vorstellungen und Verhalten ausgeprägt. Diese Beziehung ist ein Dialog zwischen den körperlichen Äußerungen des Kindes und der Antwort durch die Eltern. Hierdurch kommt es zur Gestaltung bestimmter Verhaltensmuster, zur Entwicklung und Differenzierung von Vorstellungen, Gefühlen und zur spezifischen Ausprägung des Körpers. Diese äußert sich in der Körperhaltung, der Bewegung, der Mimik, der Stimme und der Atmung etc.

Körperhaltung und Persönlichkeitsstruktur stimmen dabei funktionell überein. Körperliche Abwehrhaltungen, wie zum Beispiel Muskelverspannungen, eingeschränkte Atmung, Störung des Magen-Darm-Systems drücken einerseits das individuelle ÜBERLEBENSKONZEPT aus, indem sie den Menschen gegen die Außenwelt schützen. Andererseits behindern diese Abwehrhaltungen die Vermittlung der Innenwelt nach außen, dabei signalisieren sie gleichzeitig die DIALOGFÄHIGKEIT des Menschen.

Der Körperausdruck zeigt, wie jemand in der Welt steht, auf seine Lebensumstände reagiert und seinen Charakter ausgeformt hat. Dort, wo chronische, unbewältigte Angst statt Aufgeschlossenheit das Leben jedes einzelnen bestimmt, findet man muskuläre Verhärtungen, eingeschränkte Atmung und sonstige «Panzerungen» des Organismus. Der «Muskelpanzer» ist gleichsam Schutz vor bedrohlichen und schmerzhaften emotionalen Erlebnissen.

Wenn die angstbesetzte Situation nicht gelöst und das Erleben verdrängt wird, bleibt in der Regel die körperliche Verhärtung bestehen und verhindert eine Wiederholung derartiger Beziehungssituationen. Die Person dämmt sich selbst ein und verringert ihre Möglichkeit, Lebensfreude zu empfinden und sich zu entwickeln.

Eng mit der Charakterbildung sind spezifische Illusionen verbunden: Wenn man die bedrohliche Wirklichkeit nicht ändern kann, flüchtet man sich in Illusionen, um nicht in tiefere Verzweiflung zu geraten. Man ist in seiner Verzweiflung bereit, auf Lust, Lebendigkeit und Veränderung zu verzichten. Man hofft, die Illusion werde die Verzweiflung und den ewigen Verzicht beenden. Diese Illusionen sind ebenfalls im Körperausdruck zu erkennen.

Im Charakter wurden zentrale lebensgeschichtliche Konflikte «konserviert». Es gibt weder ein Zurück noch ein Vorwärtskommen. Körperlich wird dabei viel Energie gebunden, wodurch das Angstpotential noch erhöht wird. Der Kreislauf schließt sich.

Die bioenergetische Analyse ist ein Weg, die Persönlichkeit vom Körper und seinen energetischen Prozessen her zu verstehen. Diese Prozesse, das heißt die Energieproduktion durch Atmung,

Stoffwechsel und ihre Entladung durch Bewegung sind die grundlegenden Vorgänge des Lebens. Wieviel Energie man hat und wie man sie verbraucht, bestimmt die Art, wie man auf Lebenssituationen antwortet. Je mehr Energie man in Bewegung und Ausdruck umsetzen kann, desto besser kann man mit den verschiedenen Situationen umgehen.

Der Körper bildet sich energetisch im Verlauf der Lebensgeschichte. Seine jeweilige Form und Ausdruck sind Quelle der lebensgeschichtlichen Lebendigkeit. Die Atmung spielt dabei als Schlüssel zum Energie-Stoffwechsel des Körpers eine zentrale Rolle. Sie ist eng mit dem Muskelgeschehen und dem Gefühl des Menschen verknüpft.

Die Atmung ist zu einem großen Teil eine Muskeltätigkeit; eine Änderung der Atmung drückt sich also auch in einer anderen Muskeltätigkeit aus und umgekehrt. Atmung und Muskelgeschehen gehören zur physiologischen «Grundausstattung» des Menschen, sie erfahren als energetische Faktoren ihre jeweilige Ausprägung und individuelle Funktion im lebensgeschichtlichen Entwicklungsprozeß.

Atmung und Muskelgeschehen als energetische Erregung sind nie statisch. Sie sind auf eine komplizierte Art und Weise mit dem Gefühl von Empfindsamkeit und Lebendigkeit des einzelnen Menschen verknüpft.

Die lebensgeschichtliche Vielfalt, die individuellen Erfahrungen und die Verschiedenartigkeit der entstandenen Verspannungs- und Blockierungsmuster im Körper finden in der Charakterstruktur ihren psychischen Ausdruck. Sie entspricht als psychologische Komponente der Gestalt des Körpers. Sie ist gegenüber allen Veränderungen und Einflüssen von außen widerstandsfähig, so kann die starre, «eingefrorene» Körperhaltung Ausdruck frühkindlicher Mangelerlebnisse, Versagungen und Frustrationen sein und psychischen Verdrängungen und Abspaltungen entsprechen, die die Beweglichkeit und Erregbarkeit des Körpers einschränken und so neue emotionale Probleme, die mit den Anforderungen des Erwachsenenlebens in Konflikt stehen, verursachen. Organismische Regungen und äußere Realität treten immer mehr in einen Widerstreit miteinander. Dieser Konflikt wird durch die Ausbildung von Ängsten im einzelnen geprägt. Wurde die angstbesetzte Situation nicht gelöst bzw. entladen und das Erleben verdrängt, bleibt in der Regel die körperliche Verhärtung wie eine unterdrückte Atmung bestehen. Der Mensch ist bemüht, eine Wiederholung derartiger schmerzhafter Situationen zu vermeiden. Er isoliert sich selbst und verringert die Möglichkeit, Lebensfreude zu empfinden und zu entwickeln. Er verringert gleichzeitig seinen Kontakt zum körperlichen Lebensprozeß. Die bioenergetische Analyse nach Lowen ist also eine Methode, um folgendes zu erreichen:

- Die Persönlichkeit in Zusammenhang mit dem Körper zu verstehen und umgekehrt,
- alle Funktionen der Persönlichkeit durch Mobilisierung der Energie zu verbessern, die durch muskuläre Verspannungen gebunden ist,
- die individuelle Kapazität zu erhöhen, Spaß und Lebensfreude zu erleben.

Jeder physiologische Ausdruck des Körpers hat eine Bedeutung. Die Qualität des Händedrucks, die Haltung des Körpers, die Art der Atmung, der Bewegung usw. Wenn dieser Ausdruck fixiert und zur Lebenseinstellung geworden ist, erzählt er die Geschichte vergangener Erfahrungen, Konflikte und Überlebensstrategien. Die Interpretation der fixierten Haltungen und die Arbeit an den chronisch-muskulären Verspannungen, Atemblockierungen und Bewegungsstörungen eröffnet eine neue Dimension der Wirklichkeit. So gibt es zum Beispiel Menschen, die ihre Angst durch einen übertriebenen Ausdruck von Mut kaschieren, der sich in einer «eingefrorenen» körperlichen Haltung manifestieren kann: Die Schultern sind eckig, der Brustkorb ist aufgeblasen, der Bauch eingezogen. Der Mensch ist sich dabei nicht bewußt, daß seine Haltung eine Verteidigung gegen die Angst ist, solange er seine Schultern nicht fallen lassen, seinen Brustkasten nicht entspannen und seinen Bauch nicht loslassen kann. Wenn die muskulären Verspannungen und die Atemstörungen gelöst sind, gelangen die Furcht und ihre lebensgeschichtliche Entstehung oft ins Bewußtsein.

Demnach gelten zwei Prinzipien:

a) Jede Einschränkung der Bewegungsfähigkeit ist zugleich Ergebnis als auch Ursache emotionaler Schwierigkeiten!

b) Jede Einschränkung der natürlichen Atmung ist dabei sowohl Ergebnis als auch Ursache von Angst.

Die Unfähigkeit, unter emotionalem Streß zu atmen, ist die physiologische Basis für die Erfahrung von Angst in solchen Belastungs- und Streß-Situationen. Die Einheit und Koordinierung physiologischer Antworten hängt also von der Integration der Atembewegung und der gegenläufigen Bewegung des gesamten Körpers ab. Die physiologischen Funktionen jedes einzelnen können also insofern verbessert werden, als Atmung und Beweglichkeit von der Einschränkung der chronischen Spannung und Blockierung befreit werden. In dem gleichen Maße wird der Kontakt zur Realität auf der physiologischen Ebene erweitert und vertieft. Man sollte sich also nicht fehlleiten lassen von einer scheinbaren Verbesserung des körperlichen Befindens durch Gymnastik und sportliche Betätigung, die jedoch nicht von einer entsprechenden Verbesserung der psycho-physiologischen Dynamik begleitet wird. Der einzelne gewinnt durch spezielle Bewegungsabläufe, Atemübungen, Streßpositionen und Körperhaltungen in der bioenergetischen Analyse einen tieferen Kontakt zu seinem Körper und ein besseres Gefühl für ihn. Er beginnt, durch diesen Kontakt und dieses Gefühl die Verbindung zwischen seinem gegenwärtigen physiologischen Zustand und den früheren Erfahrungen zu verstehen.

Er begreift die Verneinung seines Körpers als Abwehr gegen sein Verlangen nach Beweglichkeit, Erleben, Lebensfreude, Erfüllung und Austausch mit anderen Menschen.

Es ist eine Tatsache, daß viele Menschen sich ähneln und jeder in seiner lebensgeschichtlichen Entwicklung bestimmte allgemeine Phasen durchläuft, die wie folgt aussehen:

1. Es gibt im Laufe der Kindheitsgeschichte eine Abfolge von Entwicklungsschritten, in denen das Kind im engen Austausch mit seiner Umwelt lernt, seinen Körper zu spüren, zu üben, zu entfalten oder auch einzuschränken.

Jeder Mensch beginnt ganz früh, seinen Kopf zu heben, sich hinzusetzen, mit den Lippen nach der Brust der Mutter oder der Flasche zu suchen, sich aufzurichten, zu stehen, zu gehen. Das Kind macht dabei notwendige Erfahrungen im Erleben und im Umgang mit seinem Körper. Gleichzeitig erfährt es sich im Austausch zwischen seinem Körper und der Umwelt.

Man kann sagen, das *Erlernen von körperlichen Selbstverständlichkeiten* ergibt sich aus einer einzigartigen Beziehung zu einer sehr persönlichen Umwelt und umgekehrt. Die zukünftige Beziehung zur Umwelt geschieht auf dem Boden der ganz früh geprägten Körperlichkeit.

2. Jeder dieser Entwicklungsschritte wird charakterisiert durch die Herausbildung bestimmter Gefühle, traumatischer Entwicklungen, körperlicher Blockierungen und die Bewältigung zentraler Konflikte. Die Charakterstruktur wird durch die *körperliche wie psychische Abwehr* traumatischer Kindheitserlebnisse und unerfülltem kindlichem Verlangen, das sich auch körperlich niederschlägt, aufgebaut. Die anfänglich notwendige situationsbedingte Schutzreaktion kann chronisch und unbewußt werden, indem sie sich durch Blockierung der Atmung, Verspannung ganzer Muskelgruppen und Einschränkung der Beweglichkeit ausdrückt. Das Kind versucht, sich gefühlsmäßig gegenüber seinen Bezugspersonen abzusichern, zieht sich körperlich zurück, um eine Wiederholung der schmerzlichen Gefühle zu vermeiden, und beginnt Beziehungen zu kontrollieren und zu planen.

3. Jeder Mensch durchläuft alle Entwicklungsstufen der Ausbildung eines Körperbewußtseins, der Entwicklung von Beziehungen zu den Eltern und Geschwistern, der Bewältigung von Konflikten, Versagungen und Entbehrungen. Viele Menschen scheinen ähnlich geprägt zu sein, und doch bleibt jeder Mensch sehr individuell und verschieden. Die Praxis der Charakteranalyse in der Bioenergetik orientiert sich also am *Charakterprofil* des Menschen. Jeder verkörpert – mehr oder weniger ausgeprägt – Eigenschaften, Schwierigkeiten, Gefühle, körperliche Merkmale der Charakterbildung.

4. Der Prozeß jeder Veränderung im Leben, sei es in der Kindheit,

im Erwachsenenleben, folgt einem immerwährenden Muster bzw. Zyklus. Von der ersten Idee bis zu ihrer Durchführung werden deutlich erkennbare Phasen durchlaufen, die den Entwicklungsphasen der frühen Kindheit entsprechen. In jeder Phase kann es zu Schwierigkeiten kommen, so daß die Entwicklung zurückfällt, beendet wird oder steckenbleibt. Die Schwierigkeiten kennzeichnen die Spannung zwischen den getroffenen Entscheidungen, dem Vertrauen in die Selbstregulation und das Geschehenlassen von Vorgängen. Die Spannung ist jeweils Anzeichen für das Wachsen und Freisetzen der Energie, gleichzeitig für Widerstände, die den Veränderungsprozeß festhalten, untergraben, abbrechen oder umlenken.

Die Dynamik des Verhältnisses von Veränderung, Wachstum und Widerstand entspricht der Dynamik früher lebensgeschichtlicher Phasen.

Folgende Aspekte spielen bei der Charakterprägung, Charakterbildung und Charakteranalyse eine Rolle:

- Er kennzeichnet allgemeine, psycho-physiologische Entwicklungsstadien.
- Er drückt erworbene, unbewußte und chronische Fehlhaltungen aus und
- er prägt das ganze Leben.
- Analog zur Charakterentwicklung verläuft die Abfolge von Entwicklungsschritten in jedem Veränderungsprozeß des Lebens.
- Die Charakteranalyse ist in mindestens zweifacher Hinsicht als diagnostisches Instrument hilfreich.
  - Der Mensch wird unter dem Blickwinkel gesehen, wie er Krisen, Belastung und Streß vermeidet, initiiert oder bewältigt.
  - Das Konzept der funktionellen Entsprechung erlaubt es, die Wechselwirkung von physiologischen und psychischen Verhaltensaspekten unter Berücksichtigung der Schwerkraft, der Energieproduktion und der komplexen Vernetzung in der Welt zu erahnen bzw. systematisch zu verstehen.

Streß

Jeder wird in seinem Leben mit unterschiedlichen Arten von Streß konfrontiert. Wir können dem Streß nicht entgehen. Streß ist eine unspezifische Reaktion des Körpers auf jede ihn betreffende Anforderung, Belastung, Umwälzung oder Krise. Stressoren, die im Körper Streß hervorrufen, beruhen auf äußeren Einflüssen, angenehmen und unangenehmen Dingen.

Streß ist ein wesentlicher Bestandteil unseres natürlichen Lebenszusammenhangs. Die Vorgänge im Körper als Reaktion auf Streß zielen darauf ab, mit den besonderen Belastungen und Anforderungen fertig zu werden. Der Umgang mit der Belastung von außen ist zugleich das Widerstehen gegen den Stressor und die Wahrung der Integrität der eigenen Person.

Jeder Stressor verursacht einen körperlichen Spannungszustand (Angst), der bei Streßbeendigung in der Regel wieder abklingt. Streß ist also immer mit einem allgemeinen Anpassungsverhalten des Organismus verbunden, das in drei Phasen abläuft: der Alarmreaktion, dem Anpassungs- bzw. Widerstandsprozeß und dem Erschöpfungsstadium bzw. Zusammenbruch. Zunächst wird soviel Energie wie möglich mobilisiert, um den Streß zu bekämpfen und den ausgeglichenen Zustand wiederherzustellen. Gelingt dies nicht, so muß sich der Organismus mit dem Streß arrangieren. Er wird versuchen, ihn in «Schach» zu halten. Dies erfordert viel Kraftaufwand. Die Energiereserven des Körpers werden verringert, bis er schwach wird und schließlich zusammenbricht.

Wir können heute aus vielen Gründen auf Stressoren nicht mehr natürlich reagieren, indem wir den Körper – nach Beendigung des Stresses – innerlich wieder loslassen. Die Welt mit ihren komplexen Einflüssen gibt uns keine Ruhe und wenig Gelegenheit zur Regeneration. Und die Dinge scheinen sich fast noch ins Gegenteil zu verkehren: Der einfache Alltag wird zum Streß (das Tropfen des Wasserhahns, das Lesen einer Zeitung, das Hören von Nachrichten, der Einfluß des Wetters u. a.).

Wir scheinen dem Streß ohnmächtig ausgeliefert zu sein! Und doch reagiert jeder auf Stressoren anders!

Es ist häufig so, daß der Mensch in einem unbewußten, chronischen Spannungszustand verbleibt, obwohl die ursächliche Belastung vorüber ist. Entscheidend ist in diesem Fall, daß er die Situation individuell begreift und mit ihrer Bewältigung nicht fertig wird. Die Streß-Situation ruft bei ihm Angstreaktionen und Verspannungen hervor, die sich dann in einem Zusammenwirken von muskulären Spannungen und unbewußten körperlichen Angewohnheiten, einem erhöhten Angstpegel und eingeschränktem Handlungsspielraum ausdrücken.

Das Beibehalten des inneren, chronischen Spannungszustands – der sogenannten Eigenschaftsangst – läßt sich nur lebensgeschichtlich verstehen.

Die lebensgeschichtliche Vielfalt der individuellen Erfahrungen der entstandenen Verspannungsmuster im Körper finden in der Charakterstruktur des Menschen ihren psychischen Ausdruck. Der Konflikt zwischen den organismischen Regungen und der äußeren Realität wird durch das Maß der Angstproduktion im Individuum mitbestimmt und geht in den Konflikt von Überleben und Dialogfähigkeit / Anpassung über. Dabei gibt es vielfach weder ein Zurück noch ein Vorwärtskommen, denn körperlich wird in diesem unbewußten inneren Kampf viel Energie gebunden, so erhöht sich das Angstpotential weiter. Der Kreislauf schließt sich.

Der Prozeß der Streßbildung soll auf der nächsten Seite kurz in einem vereinfachten Schema festgehalten werden:

Streß ist ein normaler Vorgang im Leben, kann Freude oder Leid bedeuten und klingt, wenn der Einfluß von außen geringer oder beendet wird, ab. Die bioenergetische Analyse versteht die Kindheitsentwicklung als Körperbildungsprozeß in Erwiderung auf die vielfältigen Außenreize, Belastungen, Frustrationen und Krisen. In der Familie kommt es zu einer spezifischen Ausprägung des psycho-physischen Spannungsverhältnisses. Diese Ausprägung (Charakterstruktur) stellt somit den Resonanzboden und Potential zugleich für den Umgang im späteren Leben mit Streß. Die Charakterstruktur ermöglicht dem einzelnen eine ganz spezifische Wahrnehmung und Reaktion auf die Erfordernisse des Lebens und die Entwicklung von Illusionen.

Aktueller ungelöster Streß ist eine Verflechtung von lebensge-

160

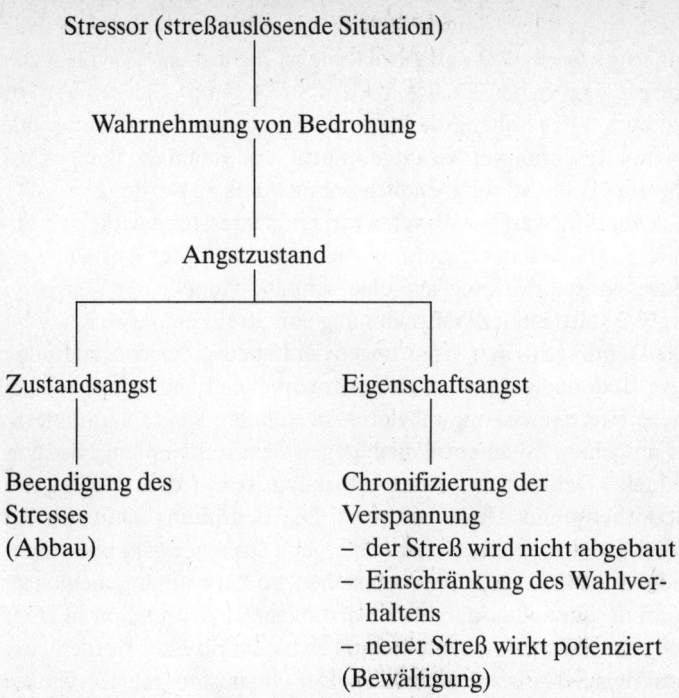

Stressor (streßauslösende Situation)

Wahrnehmung von Bedrohung

Angstzustand

Zustandsangst

Beendigung des
Stresses
(Abbau)

Eigenschaftsangst

Chronifizierung der
Verspannung
– der Streß wird nicht abgebaut
– Einschränkung des Wahlver-
  haltens
– neuer Streß wirkt potenziert
(Bewältigung)

schichtlich geprägten, unbewußten, chronischen Anspannungen
im Organismus und äußeren Stressoren. Wir haben dadurch kaum
Möglichkeiten zur Regeneration, denn der Organismus scheint im
Alarmzustand zu sein.

Sie können sich ausrechnen, wie lange die Energie- und Kraft-
reserven ausreichen, um diesen Vorgang am Leben zu erhalten.
Sie selbst kennen sicherlich am besten die Reaktionen Ihres Körpers auf zu großen Streß: Konzentrationsschwäche, Schlafstörun-
gen, Stoffwechselstörungen, Denkblockaden, Infektionsanfällig-
keit, Herz-Kreislauf-Probleme etc. Viele dieser Beschwerden sind
spürbar und feststellbar, haben aber oft lange Zeit kein eindeutiges
Krankheitsbild, und doch sind sie sehr lästig. Viele fühlen sich
durch die Medizin allein gelassen und versuchen, mehr oder weniger hilflos, diese Symptome eigenständig in den Griff zu kriegen.

Die Schraube dreht sich zu. Der Streß wird größer. Die Chance der Erholung und notwendigen Regeneration geringer. Der Weg zur psychosomatischen Erkrankung ist nicht mehr weit. Hat der Körper bzw. haben Sie sich mit den Streß-Symptomen arrangiert, halten Sie das Leben, die Lust, die Freude auf Sparflamme. Die letzten Reserven werden aufgebraucht, und vielen erscheint es fast wie eine Erleichterung, endlich richtig krank zu werden.

Mehr oder weniger komplex wirkende Stressoren wirken als äußere Kraft auf den Organismus, der, unter erhöhter Anspannung, diese Krafteinwirkung auf eine sehr individuelle Art «erlebt». Streß ist also immer Wahrnehmung von Streß, dem eine individuelle Deutung aus den Erfahrungen der Lebensgeschichte zugrunde liegt. Jeder nutzt seine im Leben erworbenen Fähigkeiten, um auf diese Krafteinwirkung reagieren zu können, sie zu vermindern, zu umgehen, ihr zu entfliehen, gegen sie anzukämpfen. Die individuelle Deutung der Krafteinwirkung ist mit dem Gefühl von Bedrohung und Angst verknüpft. Die Bedrohung kann sich auf objektive Aspekte beziehen, aber auch aus einer ganz spezifisch-individuellen Angsthaltung entstehen, so kann ein unscheinbarer Einfluß von außen durch die persönliche Interpretation in einer ganz spezifischen Lebenssituation zu einem Stressor werden (wie zum Beispiel Angst vor Spinnen). Der Organismus reagiert wie bei tatsächlichem Streß. Hier schließt sich der Kreislauf des Streßgeschehens...

Die Wechselbeziehung von äußeren und inneren Stressoren soll unterstrichen werden, so daß Sie sich in der Beurteilung Ihres Alltags ermutigt fühlen und von vorschnellen Ursache-Wirkung-Zusammenhängen absehen.

Beginnen Sie, sich als einen wesentlichen Bestandteil des Streßgeschehens zu verstehen. Machen Sie sich dabei klar, daß Sie Verantwortung übernehmen müssen! Sie wissen, der Streß wird von selbst nicht aufhören.

Der Organismus kann sich im Idealfall durch Bewegung von Streß befreien. Der «Idealfall» eines Streßvorgangs kann zum Beispiel in einer sich verengenden Spiralbewegung gesehen werden, die sich irgendwann wieder öffnet. Die Verengung und Verdichtung, das heißt die Verkleinerung der Spiralbewegung zeigt die Erhöhung des Stresses an. Diese Erhöhung wird gewissermaßen durch den Organismus abgefangen bzw. umgeleitet. Die Spiralbewegung kann sich wieder öffnen. Nun ist es aber so, daß in der Regel erhöhte Spannungszustände, verdichtete Streßmomente unbewußt bestehen bleiben und auf die Zukunft behindernd, bremsend wirken. Aber auch hierfür hat die Natur eine hervorragende Möglichkeit der natürlichen Lösung geschaffen. Lowen sagt, daß Streß, Regeneration und sexuelle Befriedigung stets in einem Zusammenhang gesehen werden müssen. Der Orgasmus ist eine natürliche Entladung, Befreiung des Organismus und Grundlage für Befriedigung, Freude und Glück. Nun muß aber unterschieden werden zwischen sexuellem Orgasmus und orgastischer Potenz des Organismus. Letztere stellt die Fähigkeit des Organismus dar, sich in der Wechselwirkung von Spannung und Entspannung in einer Balance weiterzuentwickeln. Sexueller Orgasmus stellt die Entladung von Überschußenergie dar, die lustvolle Vereinigung und Befriedigung mit dem Partner. Darüber hinaus ist es einfach schön, erschöpft zu sein, Glück zu spüren, das Strömen im Körper zu erleben, einen Menschen zu lieben und sich ihm ebenbürtig zu fühlen.

Sexueller Orgasmus, Orgasmusreflex und Gefühle wie Glück, Freude und Harmonie sind lebensgeschichtlich erworbene chronische Muskelverspannungen, die fortwährend als Streß den Körper beeinträchtigen. Das Streßgeschehen wird durch diesen Aspekt erweitert: Neben den äußeren Streßfaktoren gibt es also auch innere, die auf den Körper rückwirken und eine Verstärkung des Stresses bedeuten.

Bewegungsarten

In der Bioenergetik wird viel mit Bewegung gearbeitet. Bewegung ist ein organisches «Streß-Lösungsmittel» des Körpers. Im folgenden werden die zentralen Bewegungen, die Sie allein oder zu zweit durchführen können, skizziert. Sie können also fast jede Übung aus Gymnastik, Sport und Bioenergetik vielfältig variieren. Orientieren Sie sich aber weiterhin an den bioenergetischen Leitlinien, Ihrer Erfahrung, der Selbstdiagnostik und den vermuteten Charaktereigenschaften. Nutzen Sie bei Ihren Übungen den folgenden Katalog:

- Verlangsamen der Bewegungen

- Beschleunigen Sie Ihre Bewegung

- Wechseln Sie langsame und schnelle Bewegung ab

- «Frieren» Sie die Bewegung in eine bestimmte Körperhaltung ein

- Bewegen Sie sich so langsam wie in einer Zeitlupe

- Bewegen Sie nur ein Körpersegment

- Machen Sie eine typische Bewegung und wiederholen Sie sie

- Führen Sie eine genau entgegengesetzte Bewegung durch

- Koppeln Sie die Bewegung jeweils mit dem Ein- und Ausatmen, ändern Sie dabei nicht den Atemrhythmus

- Wiederholen Sie diese Bewegung genau umgekehrt, spüren Sie den Unterschied

- Halten Sie in einem Körpersegment über eine gewisse Zeit Druck und Spannung, lassen Sie sie plötzlich los

- Atmen Sie jetzt tief bei der Anspannung. Wenn Sie Ihre innere Energie und die Atmung mobilisiert fühlen, lassen Sie los

- Machen Sie die Bewegung mit geschlossenen und/oder geöffneten Augen. Spüren Sie den Unterschied

- Machen Sie verrückte, unkoordinierte Bewegungen

- Führen Sie die Bewegung auch in Etappen durch, das heißt, stoppen Sie sie zwischendurch, verfolgen Sie sie dann weiter

- Experimentieren Sie mit Spiral- bzw. Schraubenbewegungen, wiederholen Sie diese mehrmals

- Bewegen Sie Ihren Partner. Nutzen Sie die Vielfalt der Bewegungsmöglichkeiten:
  a) Bewegen Sie ihn, wie es für ihn gut und typisch ist
  b) Bewegen Sie ihn, so wie Sie es wollen

- Der eine spiegelt die Bewegung des anderen über eine gewisse Zeit wider

- Der Partner drückt oder hält Ihr Bein, Kopf o. ä. und läßt plötzlich los

- Der Partner drückt wieder das entsprechende Körpersegment und wartet, bis sich die Atmung auflädt, er läßt dann plötzlich los

- Bewegen Sie sich beliebig, Ihr Partner leistet mittelkräftigen Widerstand, so daß die Bewegung dadurch gebremst wird

- «Frieren» Sie diese Bewegung ein. Beide fühlen die Körperhaltung, während Sie Ihren Bewegungsimpuls fortführen

- Koppeln Sie die Bewegung in einer Gruppe: A fängt an, sich zu bewegen, und koppelt seine Bewegung mit B. Beide bewegen sich. Beide koppeln ihre Bewegung mit C und bewegen sich usw.

- Führen Sie die Bewegung in der Gruppe auf Anweisung durch, d. h., einer gibt die Bewegung und die Form der Koppelung an

- Geben Sie als A den Anstoß der Bewegungen innerhalb der Gruppe. B gibt ihn, wie auch immer, an C weiter, bis schließlich die Bewegung durch die ganze Gruppe geht.

Versuchen Sie auch, die Bewegung in einem Kreislaufprozeß zu A wieder zurückkommen zu lassen

▪ Führen Sie solche Bewegungen mit geschlossenen Augen durch

▪ Führen Sie zu zweit oder in der Gruppe eine stereotype «Ping-pong-Bewegung» durch, das heißt, einigen Sie sich auf eine Bewegung und bewegen Sie sich hin und her, ohne die Bewegung zu ändern.

▪ Machen Sie eine «Squash-Bewegung» gegen die Wand, das heißt, bewegen Sie sich, wie auch immer, gegen die Wand. Diese wirkt dabei wie eine plötzliche Bremse. Die Bremswirkung «wirft» Sie zurück, so daß Sie wieder, wie beim Squash-Spielen, sich gegen die Wand bewegen, wieder gebremst werden und sich zurückbewegen

▪ Führen Sie jede Bewegung im Bewußtsein bestimmter Phantasien, Erinnerungen und Gefühlsvorgaben durch

▪ Suchen Sie charaktertypische Haltungen und Bewegungsabläufe. Machen Sie sich durch längeres Üben damit vertraut. Führen Sie auch immer wieder die entgegengesetzte Bewegung durch.

Sie haben sicherlich gemerkt, daß es unendlich viele Möglichkeiten gibt, Bewegungen durchzuführen, zu variieren, in Körperhaltungen auszudrücken. Wenn Sie mit den bioenergetischen Übungen und den bioenergetischen Leitlinien vertraut sind, fühlen Sie sich ermutigt, mit den Bewegungsvariationen zu spielen. Achten Sie dabei auf Ihre Erfahrungen und den persönlichen Bezug im Erleben. Sie werden sicher eine für Sie günstige Auswahl treffen, so daß Ihr Übungsprogramm zukünftig mehr auf die eigene Person zugeschnitten ist. Das Spiel mit den unterschiedlichen Bewegungen wird sinnvollerweise zu zweit durchgeführt, um Üben, Erleben, Selbsteinschätzung und Fremdbeurteilung miteinander so zu verbinden, daß Sie einen klaren, zuversichtlichen Bezug zu Ihrer körperlichen Wirklichkeit haben und sich dadurch weiterhin motiviert fühlen, die Übungen durchzuführen, sich im Alltag auf Ihren Körper zu besinnen und darüber auszutauschen.

Achten Sie auch auf die Ruhepausen zwischen den Übungen und die Möglichkeit, daß sich körpereigene Impulse entwickeln können, die Ihnen helfen, sich zu verstehen. Gymnastik und Sport sind durch die äußerst differenzierten Programme eine Gefahr, sich in Aktionismus zu verlieren. Der Körper wird trainiert, ohne daß die Wirkung vertieft wird.

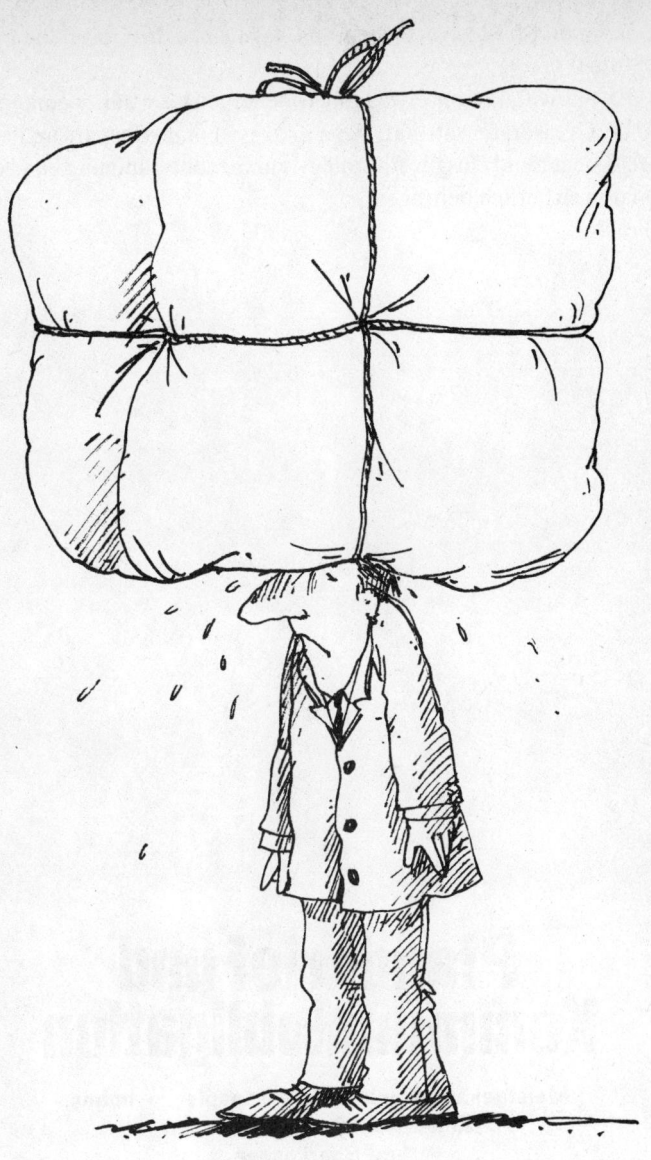

Immerwährende Geldsorgen...

...können Streß verursachen und auf Dauer die Gesundheit gefährden.

Es hat wohl kaum etwas mit Bioenergetik zu tun, wenn einer seine Geldsorgen satt hat, deswegen systematisch spart und sein Geld sicher und zinsgünstig anlegt, zur Streßbewältigung kann das Sparen sicherlich beitragen.

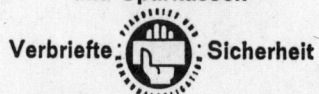

Übungsteil

Sie sind jetzt hoffentlich vertraut mit der Erfahrung Ihres Körpers, den Übungssequenzen und fühlen sich ermutigt, selbst neue Übungssequenzen zu entwerfen. Im nun folgenden Kapitel biete ich Ihnen viele von mir in der Praxis erprobte Übungen an, damit Sie diese entsprechend den bioenergetischen Leitlinien selbst machen können. Ich bitte Sie, diese Übungen nicht wie gymnastische Übungen zu nutzen, sondern sie stets zur Bereicherung des bioenergetischen Erfahrungsprozesses entsprechend Ihrer persönlichen Bekömmlichkeit durchzuführen oder zu modifizieren.

Bioenergetische Orientierung für die Praxis

- arbeiten Sie langsam und vorsichtig
- überprüfen Sie immer wieder den Kontakt zur Wirklichkeit oder zu Ihrem Begleiter
- vermeiden Sie manipulierende, eindringende oder angstmachende Übungen
- seien Sie vorsichtig mit der Toleranz für Erregung
- arbeiten Sie viel mit den Gelenken durch langsame Bewegung und wärmende Berührung
- arbeiten Sie zunächst an der Rückseite des Körpers, später an der Vorderseite
- stützen Sie den Nacken durch Berührung, Lockerung, vorsichtige Dehnung oder sanfte, gekoppelte Bewegung mit der Atmung
- arbeiten Sie viel mit Grounding, offenen Augen, Augenkontakt und Atmung
- achten Sie immer wieder auf die Verbindung von körperlichen Sensationen und Gefühl

- stärken und kräftigen Sie den Tonus der gesamten Muskulatur durch Hopsen, Trampeln, Schlagen, Laufen etc.
- viel Grounding auf den Beinen
- Ausdruck von «nein» durch alle Arten von Bewegung, die mit lauter Atmung oder Worten verbunden sind, die ein Nein ausdrücken
- machen Sie Übungen zum Ausreichen (Arme ausstrecken) und Dehnung des Schultergürtels
- unterstützende Übungen, um aufkommende Energie zu halten
- arbeiten Sie mit dem Vertrauen in die eigenen Fähigkeiten
- öffnen Sie den Brustbereich und vertiefen Sie die Atmung
- reden Sie nicht zuviel

- arbeiten Sie viel mit dem Zwerchfell
- Kontakt ist wichtig zu dem Bauch-Becken-Raum und zu den sexuellen Gefühlen
- spüren Sie in den Übungen die Schwäche und Hilflosigkeit im unteren Bereich des Körpers
- viel Grounding im Stehen
- auch für den oberen Brustbereich ist die Arbeit mit dem Atemschemel sinnvoll
- machen Sie nicht zu viel auf einmal oder hintereinander, bleiben Sie bei einer Übung, einem Körpersegment, einem Gefühl
- stützende Gespräche sind sehr wichtig

- dehnen und strecken Sie sich
- nutzen Sie die Chancen der Übungen am Atemschemel
- lockern Sie den Kiefer und Nacken
- üben Sie sich in heftigen, großen und ausladenden Bewegungen
- hören Sie immer wieder Ihre hoffentlich laute Stimme
- experimentieren Sie bei den Übungen mit Ihrem Nein und Ihrem Ich will nicht, bleiben Sie bei dem Ausdruck von Aggressivität
- lockern Sie Ihr Becken durch Beckenklopfen und durch die gekoppelte Bewegung mit den Beinen
- stellen Sie sich an die Wand und heben Sie die Arme hoch, und wenn Sie nicht mehr wollen, bleiben Sie stehen, aber sagen Sie: «Ich will nicht!» (Wenn Sie jetzt lächeln, sind Sie bestimmt einen Schritt weiter!)

– es ist immer gut, mal wieder Seilchen zu springen!
– üben Sie sich mit zarten, weichen und schmelzenden Gefühlen
– spüren Sie Ihre Herzensgefühle
– verbinden Sie in den Übungen auf eine vorsichtige Art Ihre Herzensgefühle und Ihre Sexualität
– gestatten Sie sich, die Übungen auch einmal «falsch» zu machen
– und wenn Sie nicht mehr können, keine Lust mehr haben, hören Sie einfach auf
– mobilisieren Sie die Energie und halten Sie gleichzeitig den Körper auf unterschiedliche Art in einer statischen Haltung

Denken Sie immer wieder bei den Übungen an Ihre Atmung, an die Körpersensationen, das Vibrieren, Ihre Gefühle, Ihre Gedanken und das Gespräch mit Ihrem Begleiter.

■ Stellen Sie sich in die Grundstellung, gehen Sie in die Hocke. Stützen Sie Ihre Ellbogen auf die Knie und drücken Sie dann Ihren Hintern so hoch, wie Sie können. Halten Sie die Spannung eine Weile und lassen Sie langsam wieder los, so daß Sie wieder in die Hocke kommen.
Wiederholen Sie dies mehrere Male, machen Sie zwischendurch eine Ruhepause.
Strecken Sie dann die Beine, heben Sie den Hintern hoch. Atmen Sie laut, sobald es schmerzt. Entspannen Sie die Beine nach 5–7 Atemzügen. Bewegen Sie Ihren Hintern – ohne Ruhepause – hoch und wieder runter, so daß Sie Ihre Knie strecken und anschließend beugen. Bewegen Sie die Beine anfangs 15- bis 20mal, später 50- bis 60mal. Spüren Sie danach in der Ruhestellung, wenn die Beine gebeugt sind.

■ Stellen sie sich in den Bogen, beugen Sie sich vornüber. Richten Sie sich langsam wieder auf, verbreitern Sie den Abstand Ihrer Füße und gehen Sie dann wieder in den Bogen nach hinten. Stellen Sie jeweils, wenn Sie sich aus der Bogenhaltung aufrichten, die Füße etwas mehr auseinander. Wenn die Füße weit auseinander sind, wiederholen Sie die Übung umgekehrt. Schieben Sie bei jeder Übung die Füße wieder etwas zusammen, so daß Sie schließlich in der Grundstellung stehen.

■ Stellen Sie sich vor eine Wand, lassen Sie sich leicht nach vorn fallen, so daß Sie sich mit den Händen an der Wand abstützen können. Die Ellbogen sind gebeugt. Bleiben Sie eine Weile in dieser Haltung. Die Beine sind gebeugt. Drücken Sie sich dann langsam mit den Händen von der Wand weg, bis Sie wieder stehen. Bewegen Sie, wenn Sie nach vorn gebeugt sind, das Becken beim Einatmen leicht nach hinten, beim Ausatmen leicht nach vorn. Achten Sie darauf, daß Knie und Ellbogen gebeugt sind. Machen Sie die Übungen auch, indem Sie die Hacken etwas vom Boden heben, so daß Sie nur auf dem vorderen Fuß stehen. Spüren Sie den Unterschied?

■ Stellen Sie sich in die Grundstellung, strecken Sie die Arme nach vorn, schwingen Sie in dieser Haltung vorsichtig von vorn nach hinten. Die Füße bleiben am Boden. Schließen Sie auch die Augen. Legen Sie eine Pause ein!

■ Hocken Sie sich hin. Die Füße bleiben auf dem Boden. Wenn Ihre Hacken sich heben, legen Sie sich eine Decke oder ein dickes Buch unter die Hacke, so daß Sie stabil stehen. Der Kopf hängt vornüber. Richten Sie den Kopf dann ganz langsam auf. So als würden Sie an einem dünnen Faden am Scheitel hochgezogen werden. Stellen Sie sich dabei eine Marionette vor, die zusammengefallen am Boden liegt. Wenn Sie sich selber an diesem dünnen Faden hochziehen, schwingen Sie, leicht wie ein Pendel, den Kopf hin und her. Kommen Sie aber langsam hoch – auch wenn es mühsam ist, bis Sie stehen. Machen Sie die gleiche Bewegung, nur, richten Sie sich etappenweise auf. Jede Etappe bedeutet eine Bewegung von 1–2 cm und beginnt mit der Ausatmung. Bleiben Sie beim Einatmen ruhig!
Legen Sie sich auf eine Matratze oder auf den Boden mit dem Hintern an die Wand. Stützen Sie sich mit den Füßen an der Wand ab! Machen Sie dieselbe Übung und schieben Sie sich jetzt von der Wand weg.

■ Stellen Sie sich mit der rechten Körperseite an die Wand. Heben Sie den rechten Arm, so daß Sie sich mit der rechten Hand

an der Wand abstützen können. Drücken Sie nun mit dem linken
Fuß und der rechten Hand gleichzeitig kräftig gegen die Wand
bzw. den Boden, so daß die Kraft vom linken Fuß zur rechten
Hand übergeht. Wiederholen Sie es umgekehrt. Halten Sie die
Kraft eine Weile, entspannen Sie sich anschließend. Wiederholen
Sie dies mehrere Male, auch mit dem rechten Fuß und der linken
Hand. Achten Sie dabei darauf, daß Knie und Ellbogen gebeugt
sind. Und atmen Sie – besonders dann, wenn die Anspannung
groß ist.

■ Legen Sie sich auf den Rücken. Drücken Sie Po und Füße gegen die Wand. Heben Sie Ihr Becken und beginnen Sie, ganz
vorsichtig und langsam mit den Füßen an der Wand zu gehen.
Bewegen Sie die Füße mal nach oben, nach unten, zur Seite und
im Kreis – so wie Sie möchten, aber lassen Sie das Becken in der
Luft. Variieren Sie die Höhe des Beckens.

■ Gehen Sie in den Bogen nach vorn. Halten Sie Ihre Knöchel
fest. Beugen und strecken Sie die Knie entsprechend Ihrer

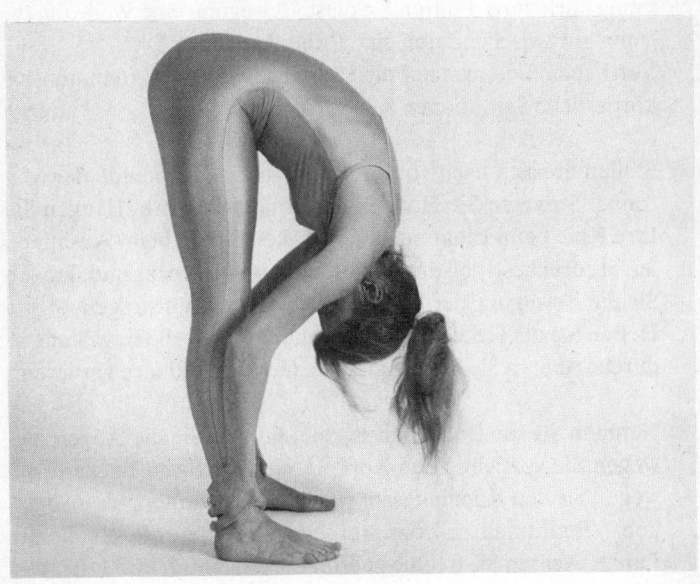

Atmung. Schütteln Sie den Kopf in einer «Nein-Bewegung». Lassen Sie den Kopf wieder hängen, bewegen Sie Ihre Beine weiter herauf und herunter. Wiederholen Sie den Wechsel ein paarmal. Und spüren Sie in einer Ruhepause, was in Ihnen körperlich passiert.

Sie können die Übung auch verändern, indem Sie mit den Fingerspitzen oder den Handflächen den Boden berühren.

- Nehmen Sie wieder die Elefantenposition ein, dabei bleiben die Finger zur Balance am Boden. Heben Sie ein Bein hoch und drehen sie es schräg nach oben weg: so als wollten Sie jemanden, der hinter Ihnen steht, treten. Treten Sie kräftig, bleiben Sie dabei stehen. Öffnen Sie die Augen, und entspannen Sie dabei den Nacken. Machen Sie dasselbe mit dem anderen Bein.

- Stellen Sie sich in die Grundstellung, die Füße haben einen größeren Abstand voneinander. Drücken Sie beim Einatmen die Knie zusammen und beim Ausatmen nach außen. Das Becken bewegt sich mit der Einatmung nach hinten, mit der Ausatmung nach vorn. Führen Sie diese Bewegung eine Weile durch, legen Sie zwischendurch eine Ruhephase ein. Versuchen Sie, auch auf die Pause zu verzichten, um intensive körperliche Sensationen zu bewirken.

- Stellen Sie sich nach vorn gebeugt vor das Kopfende der Matratze. Strecken Sie Hände und Arme nach vorn. Beugen Sie Ihre Knie beim Einatmen und drücken Sie sie beim Ausatmen leicht zurück, so daß die Beine nicht ganz gestreckt sind. Lassen Sie die Bewegung der Beine der Atembewegung folgen. Heben Sie die Hacken um ca. 1 cm, führen Sie die Bewegung so durch. Achten Sie darauf, daß Sie nicht die Balance verlieren.

- Nehmen Sie die Bogenhaltung ein. Öffnen Sie die Augen, bewegen Sie vorsichtig den Kopf. Fühlen Sie Ihren Nacken. Bewegen Sie den Kopf langsam von vorn nach hinten, bis im Nakken Vibrationen spürbar werden. Verweilen Sie an diesem Punkt. Achten Sie auf die geöffneten Augen.

■ Stellen Sie sich nach vorn gebeugt hin, kommen Sie in mehreren Etappen hoch. Verweilen Sie in jeder Etappe ca. 5–7 Atemzüge.

■ Heben Sie danach beim Einatmen die Schultern – Sie stehen noch in der Bogenhaltung. Lassen Sie noch während des Einatmens die Schultern fallen und kommen Sie gleichzeitig etwas hoch. Bewegen Sie sich so lange, bis Sie wieder stehen (ca. 10–15 Etappen).

■ Knien Sie sich hin, lassen Sie den Körper in sich zusammensinken. Richten Sie sich beim Einatmen blitzartig auf, bis Ihre Arme hochgestreckt sind. Bleiben Sie in dieser Haltung für 5–6 Atemzüge, um sich dann wieder zusammenzukauern und die Übung zu wiederholen. Öffnen Sie die Augen!
Knien Sie sich so hin, daß Sie mit dem Fuß Halt am Boden haben. Berühren Ihre Hacken nicht den Boden, legen Sie eine Decke oder ein Buch unter sie, damit Sie stabil stehen können. Kauern Sie sich zusammen und richten Sie sich ebenfalls beim Einatmen schnell auf, strecken Sie Arme und Hände in die Luft.
Wiederholen Sie die Übung – ohne nach dem Strecken stehenzubleiben. Schnellen Sie also wie ein Pfeil in die Luft, lassen Sie sich sofort wieder zusammensinken, und spüren Sie nach.
Strecken Sie sich so wie eben beschrieben, schieben Sie gleichzeitig das Becken nach vorn, so daß Sie in der Bogenhaltung stehen. Öffnen Sie Augen und Mund, atmen Sie. Verweilen Sie in dieser Spannung einige Atemzüge.

■ Knien Sie sich hin, die Beine haben einen Abstand von 10–20 cm zueinander. Setzen Sie sich auf die Fersen, die Füße bleiben so gestreckt wie möglich. Versuchen Sie, so zu hopsen. Kippen Sie Ihre Füße um, so daß die Zehen zum Knie zeigen. Setzen Sie sich wieder auf Ihre Fersen, bleiben Sie eine Weile in dieser Position und, wenn Sie möchten/können, hopsen Sie leicht mit dem Po auf den Fersen. Achten Sie darauf, daß es Ihnen nicht weh tut.

▓ Mobilisieren Sie Ihre Körperenergie während des Liegens auf dem Rücken, indem Sie, nach starker Anspannung und Streß, die Füße etwas an Ihren Hintern ziehen. Bleiben Sie so liegen, heben sie dabei die Hacken. Der Druck ist nun auf dem vorderen Fuß. Halten Sie diesen Druck eine Weile an.
Variieren Sie diese Übung, indem Sie das Becken statt der Hacken ca. 1–2 cm hochheben. Halten Sie das Becken eine Weile in der Luft. Ruhen Sie sich aus, danach wiederholen sie die Übung.

▓ Falls Sie einen großen Raum zur Verfügung haben, gehen Sie auf Zehenspitzen drei-, vier- oder fünfmal im Kreis durch den Raum. Gehen Sie auch rückwärts. Gehen Sie dann ebenso auf den Hacken herum.

▓ Legen Sie sich auf den Bauch, die Unterschenkel werden angewinkelt. Kreisen Sie langsam mit den Füßen in beide Richtungen. Machen Sie eine Pause, wiederholen Sie das Kreisen mehrere Male. Spüren Sie die Anstrengung in den Knöcheln.

▓ Legen Sie sich auf den Rücken, eine zusammengefaltete Decke unter dem Becken. Stützen Sie den linken Fuß auf und treten Sie mit dem rechten Fuß mehrere Male weg, so als wollten Sie jemanden, der am Fußende steht, wegtreten. Stützen Sie den rechten Fuß auf. Spüren Sie nach. Wiederholen Sie das Treten oder wechseln Sie vom rechten zum linken Bein und umgekehrt.

▓ Knien Sie sich hin und stützen Sie sich auf die Ellbogen. Treten Sie mit einem Bein nach oben schräg in die Luft, so als wollten Sie jemanden wegtreten. Treten Sie kräftig, wiederholen Sie das gleiche mit dem anderen Bein.

▓ Sie können diese Übung derart ändern, daß Sie den Fuß beim Strecken stoppen. Halten sie ihn eine Weile in der eingefrorenen Position. Atmen Sie laut, entspannen Sie sich. Variieren Sie, indem Sie in Zeitlupe wegtreten und den Fuß wieder heranziehen.

▓ Stellen Sie sich hin, die Beine leicht gebeugt. Spüren Sie Ihren Atem, heben Sie beim Einatmen schnell die Hacken, drücken Sie die Knie nach vorn, stellen Sie beim Ausatmen die Hacken wieder auf den Boden, beugen Sie leicht die Knie. Wiederholen Sie die Übung, auch wenn die Atmung etwas schneller geht. Variieren Sie die Übung, indem Sie beim Einatmen mit dem Heben der Hacken das Becken nach vorn bewegen. Beim Ausatmen gehen die Hacken wieder auf den Boden, das Becken zurück.

▓ Knien Sie sich auf eine Matratze und stützen Sie die Hände auf. Heben Sie ein Bein etwas an, knicken Sie den Fuß so um – die Zehen zeigen nach oben –, daß Sie die Anspannung in den Knöcheln spüren, bewegen Sie langsam den Fuß nach hinten, bis das Bein gestreckt ist. Ziehen Sie dann das Bein langsam wieder heran, bis Sie auf beiden Beinen knien. Wiederholen Sie die Übung mit dem anderen Bein.

▓ Stellen Sie sich in die Grundstellung, schieben Sie das Becken etwas nach vorn. Bewegen Sie beim Einatmen die Knie nach außen, lassen Sie sie beim Ausatmen wieder los. Machen Sie dies mehrere Male. Vergrößern Sie in mehreren Etappen den Abstand zwischen Ihren Füßen, wiederholen Sie diese Übung. Drücken Sie Ihr Becken dabei nach vorn!

▓ Legen Sie sich auf den Rücken, die Beine bleiben am Boden. Kippen Sie den rechten Fuß, so daß die Zehen zum Kopf zeigen und die Anspannung im Knöchel spürbar wird. Strecken Sie das rechte Bein in die Luft. Halten sie es dort 5–7 Atemzüge, lassen Sie es dann genauso langsam wieder herunter. Machen Sie eine Pause, wiederholen Sie die Übung mit dem anderen Bein.

▓ Stellen Sie sich in die Grätschstellung, die Füße sind parallel, beugen Sie die Knie. Strecken Sie die Arme zur Seite, schwingen Sie Ihren Oberkörper leicht hin und her. Bewegen Sie nur den oberen Teil des Rumpfes, die Arme, die Schultern, den Kopf. Die Augen sind geöffnet, ohne zu fixieren.

Variieren Sie die Bewegung, indem Sie auf Ihre Nasenspitze schauen und den oberen Rumpf, die Schultern, die Arme hin und her schwingen lassen.

■ Legen Sie sich auf den Bauch. Haken Sie auf dem Rücken Ihre Finger ineinander, so daß die Handinnenflächen zu den Füßen zeigen. Heben Sie nun Ihren Oberkörper und halten Sie ihn so lange oben, wie Sie können. Lassen Sie sich dann auf die Matratze fallen, wiederholen Sie die Übung mehrere Male.

■ Stellen Sie sich in die Grundstellung. Die Arme hängen herunter, ballen Sie Ihre Hände zu Fäusten, heben Sie jeweils beim Ausatmen die gestreckten Arme und Fäuste etwas hoch, so lange, bis die Arme oben sind. Atmen Sie laut! Gehen Sie dabei leicht in die Bogenhaltung, indem Sie das Becken etwas nach vorn schieben. Bewegen Sie die Arme stufenweise beim Ausatmen zur Seite, bis die Arme parallel zum Boden sind. Führen Sie dies in kleinen Etappen durch. Bleiben Sie in dieser Position eine Weile stehen, gehen Sie dann in den Bogen nach vorn.

■ Spüren Sie Verspannungen, weil Sie eine Position stark streßt, dann klopfen Sie den Körper mit Ihren Fäusten ab. Ihr Atem und die hervorgerufenen Vibrationen werden auf jeden Fall tiefer und stärker.

■ Legen Sie sich auf den Rücken, heben Sie die Arme und Beine in die Luft, versuchen Sie, sich ohne ihre Hilfe auf den Bauch zu rollen.

■ Legen Sie sich auf den Rücken oder stellen Sie sich hin, spannen Sie plötzlich alle Muskeln vom Fuß bis zum Kopf an, verweilen Sie so, bis Sie sich ebenso plötzlich wieder entspannen. Wiederholen Sie die Übung und spüren Sie Ihren Körper.

■ Knien Sie sich hin und stützen Sie sich gleichzeitig mit den Händen ab. Umfassen Sie mit der rechten Hand Ihren rechten Knöchel, strecken Sie Arm und Bein in die Luft, so daß Sie auf dem anderen Knie und der anderen Hand balancieren müssen. Bleiben Sie so einen Augenblick, stützen Sie sich dann wieder auf beide Knie und Hände. Machen Sie die Übung auch mehrere Male mit dem anderen Bein.

Ergreifen Sie nun mit der linken Hand Ihren rechten Knöchel und strecken Sie Ihr Bein nach oben, verweilen Sie so. Wiederholen Sie diese Übung – auch mit dem anderen Bein – dreimal und atmen Sie.

■ Legen Sie sich mit dem Bauch auf die Matratze oder auf den Boden. Drehen Sie Ihre Füße, so daß Sie sich mit den Zehen abstützen, drücken Sie Ihr Becken langsam hoch (ca. 20–30 cm). Das Gewicht liegt auf den Zehen und der Brust bzw. auf der Schulter. Halten Sie das Becken in der Form eine Weile, lassen Sie es langsam wieder herunter.

Machen Sie dies, durch eine Pause jeweils unterbrochen, mehrere Male.

Wiederholen Sie die Übung dreimal, so lange, bis das Becken von selbst herunterfällt.

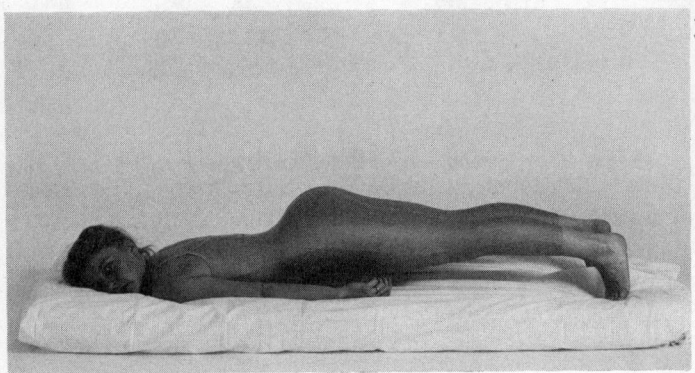

*gegen-
wirg
S. 192*

■ Legen Sie sich auf den Rücken, mit dem Hintern an die Wand. Strecken Sie die Beine geschlossen nach oben, öffnen Sie die Beine wie in Zeitlupe. Schließen Sie die Beine wieder genauso langsam, aber lassen Sie Hacken und Po an der Wand. Atmen Sie laut, wenn die Übung anstrengend wird.

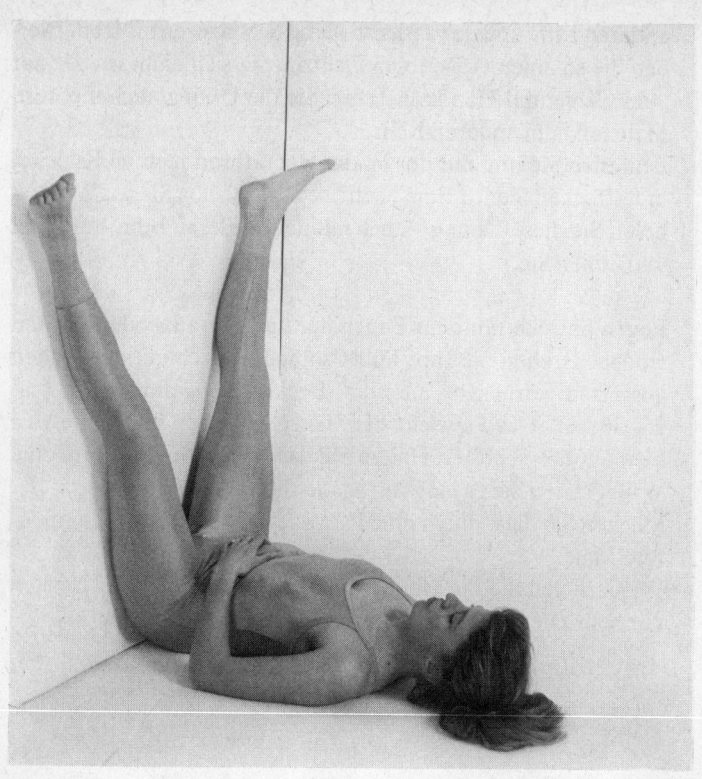

■ Legen Sie sich auf den Rücken, der Po ist an der Wand, ebenso die Füße. Heben Sie Ihr Becken langsam hoch, bis Sie irgendwann nur auf den Füßen und den Schultern ruhen. Lassen Sie das Becken langsam wieder herunter.
Wiederholen Sie die Übung mehrmals, indem Sie sich langsam bewegen bzw. versuchen, das Becken besonders lange oben zu halten.

■ Legen Sie sich auf den Rücken, stützen Sie die Füße auf. Drücken Sie die Knie leicht gegeneinander, heben Sie dann langsam das Becken hoch, bis Sie nicht mehr können. Halten Sie den Druck mit den Knien. Entspannen Sie plötzlich Ihre Knie, lassen Sie das Becken herunterfallen.

■ Legen Sie sich auf den Bauch. Drehen Sie die Füße, so daß die Zehen zu den Knien zeigen. Schlagen Sie mit dem Becken auf die Matratze. Wiederholen Sie den Rhythmus von Klopfen–Pause–Klopfen–Pause für einen Zeitraum von 15–20 Minuten. Strengen Sie sich nicht zu sehr an. Atmen Sie gegebenenfalls laut.
Strecken Sie dann ein Bein, das andere bleibt angewinkelt (Einschlafstellung). Bewegen Sie Ihr Becken abwechselnd mit einer Pause ganz vorsichtig und behutsam. Rollen Sie sich nach einer Weile zur Seite. Kauern Sie sich zusammen, spüren Sie nach!

■ Schneiden Sie im Liegen, Sitzen oder Stehen alle denkbaren Grimassen. Machen Sie zwischendurch eine Pause.

■ Bewegen Sie Ihre Augen schnell und kräftig, öffnen und schließen Sie sie so, daß sich die Augenlider, die Augenbrauen und die Augenmuskeln bewegen. Wiederholen Sie die Übung.

■ Der Mund ist halb geöffnet. Drücken Sie mit der Zungenspitze an den oberen Gaumen, so daß die Zunge gebogen wird. Halten Sie den Druck mittelkräftig, versuchen Sie, durch den Mund zu atmen, indem Sie laut ausatmen. Wiederholen Sie die Übung.

■ Suggerieren Sie sich eine Stimmung, in der Sie «Nein» zu Ihrer Umgebung, zu sich etc. sagen. Drücken Sie das «Nein» körperlich aus:
– schlagen, trampeln Sie mit den Füßen
– treten Sie mit Ihren Füßen
– stoßen Sie Ihr Becken nach vorn
– schlagen Sie Ihre Ellbogen, Ihre Fäuste nach hinten etc.
Machen Sie dies im Liegen, im Sitzen, im Stehen, so wie Sie es möchten.

■ Nehmen Sie sich ein Handtuch zum Üben. Sie können das Handtuch wringen. Wenn Sie gute Zähne haben, nehmen Sie das eine Ende des Handtuchs in den Mund und beißen Sie kräftig hinein. Nehmen Sie die andere Seite des Handtuchs in Ihre

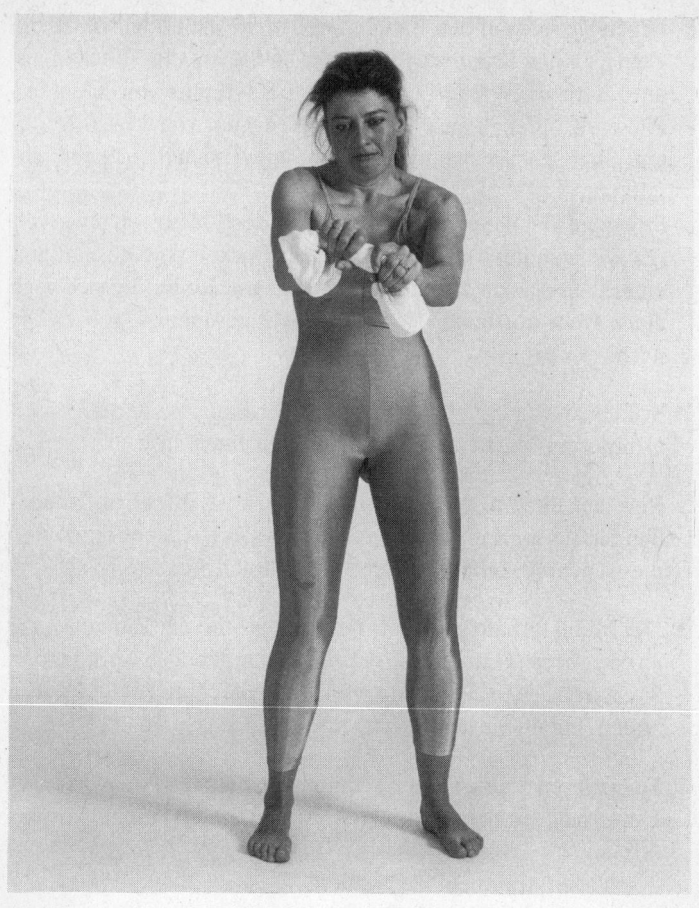

Hände und ziehen Sie vorsichtig, bis Sie es spannen. Halten Sie es so eine Weile. Atmen Sie vor allen Dingen laut durch den Mund. Nehmen Sie das Handtuch in beide Hände und schlingen Sie das Handtuch um Ihren Nacken. Drücken Sie mit Ihrem Nacken gegen das Handtuch und ziehen sie an beiden Enden, bis im Nacken eine große Anspannung entsteht. Atmen Sie weiterhin laut.

Legen Sie sich auf den Rücken. Strecken Sie das rechte Bein in die Luft, während das linke auf dem Boden bleibt. Legen Sie das Handtuch auf die Fußsohle des rechten Fußes, halten Sie es mit beiden Händen fest. Strecken Sie das Bein und spannen Sie das Handtuch. Wiederholen Sie die Übung, laut atmend, mit dem anderen Bein, dann im Stehen dasselbe.

▨ Legen Sie sich auf den Rücken in die Grundstellung, die Arme liegen rechtwinklig zum Körper auf dem Boden. Drücken Sie die Außenseiten der Hände und Ihre Arme auf den Boden, halten Sie den Druck eine Weile an, entspannen Sie sich dann. Wiederholen Sie die Bewegung! Drücken Sie später die Handinnenflächen auf den Boden, dann mit den Außenkanten und schließlich die Daumen, so daß Kopf, Schultern und Brustbereich angehoben werden.

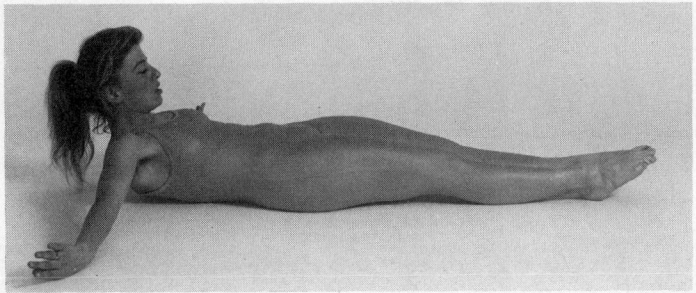

▨ Legen Sie sich in die Grundstellung auf den Boden oder die Matratze, heben Sie die Arme, schließen Sie die Augen, spüren Sie diese Haltung bewußt. Denken Sie an jemanden, der Ihnen nahesteht!

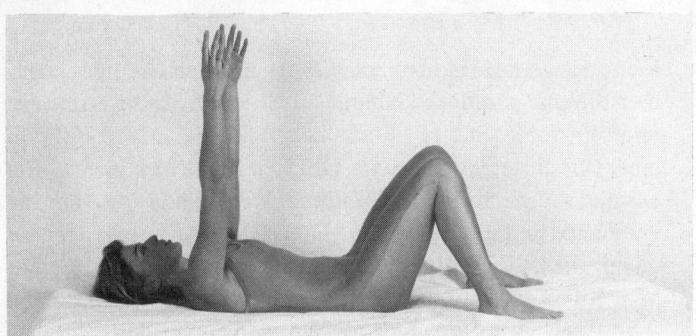

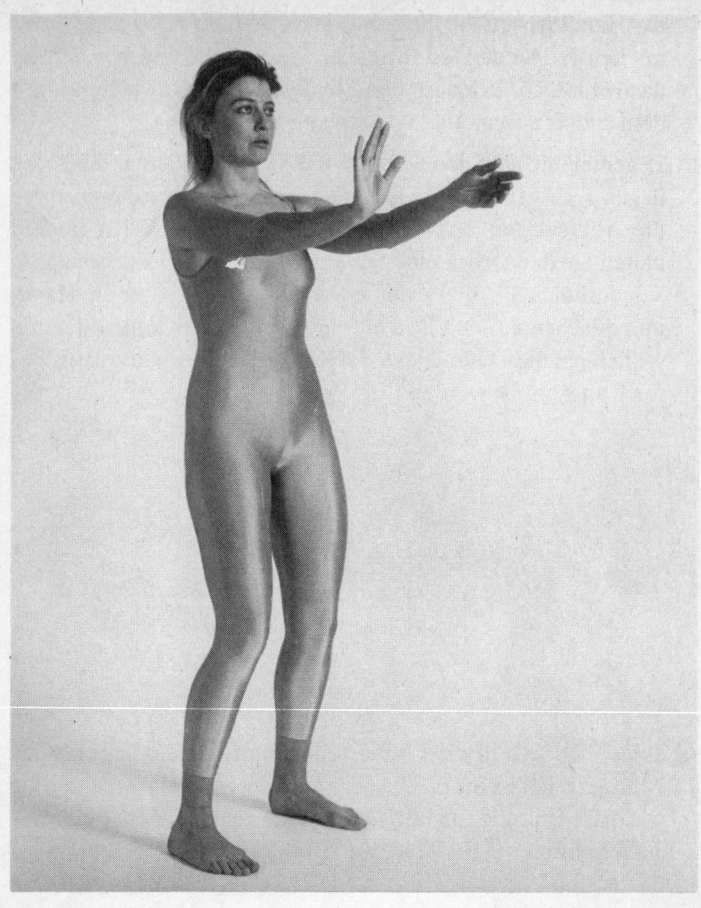

Wenn Sie vertraut sind mit der Übung und den Gefühlen, nehmen Sie eine paradoxe Haltung ein. Strecken Sie die Arme aus
und öffnen Sie eine Hand und halten Sie die andere Hand in
einer abwehrenden Haltung. Drücken Sie beides gleichzeitig
aus und spüren Sie in diese Haltung. Wechseln Sie die Haltung
der Hände und spüren Sie den Unterschied. An wen denken sie
dabei, wie ist Ihr Gefühl? Machen Sie dasselbe im Sitzen, Stehen, Knien oder mit angehobenem Kopf, aber halten Sie die
Arme, auch wenn Sie müde werden. Atmen Sie laut!

Stellen Sie sich vor einen Schaumgummiwürfel oder einen Tisch, auf den Sie eine Matratze oder ein Kissen gelegt haben, und drücken Sie mit den Fäusten kräftig auf die Matratze oder den Würfel und halten Sie den Druck. Das Gewicht bleibt auf den Füßen, die Spannung steigt in den Schultern an. Verweilen Sie so, atmen Sie laut.

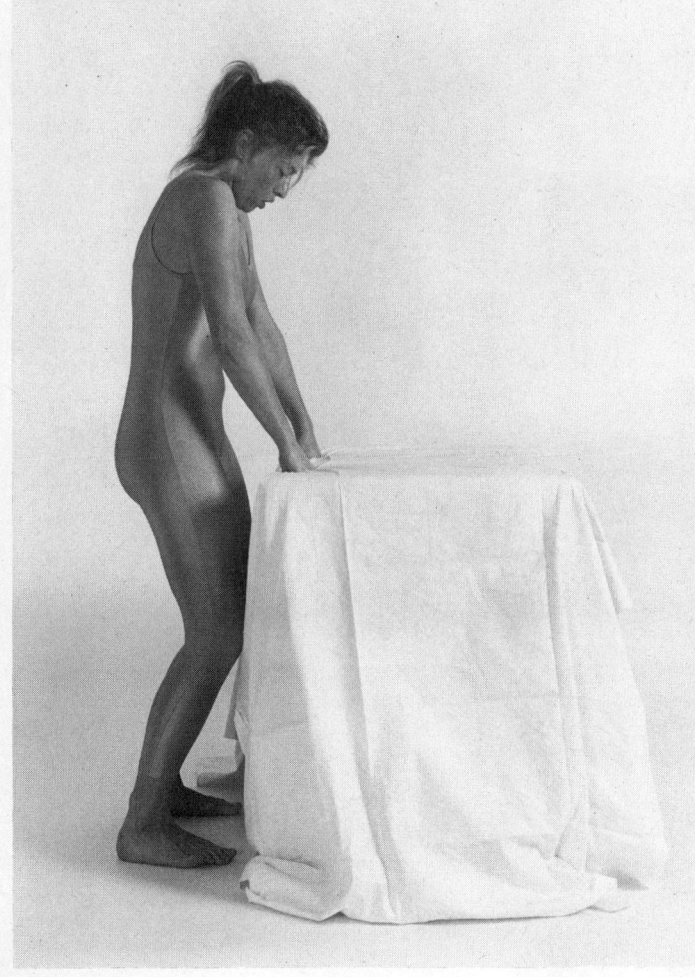

Stellen Sie sich in die Grundstellung. Bleiben Sie eine Weile stehen. Beugen Sie dann die Knie mehr, so daß Sie wie auf einem imaginären Stuhl sitzen. Verweilen Sie in dieser Haltung, die Hacken bleiben am Boden. Öffnen Sie den Mund und atmen Sie.

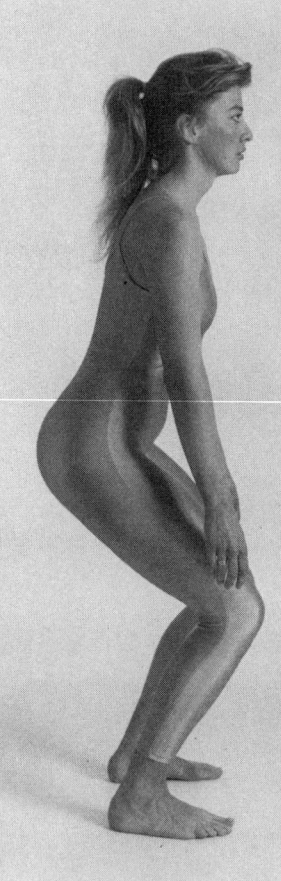

Wenn es wirklich zu mühsam ist, stützen sie sich mit den Ellbogen auf Ihre Knie und ruhen Sie sich in dieser Haltung aus. Sie werden sicherlich merken, daß diese Haltung schnell in den Beinen sehr anstrengend wird.

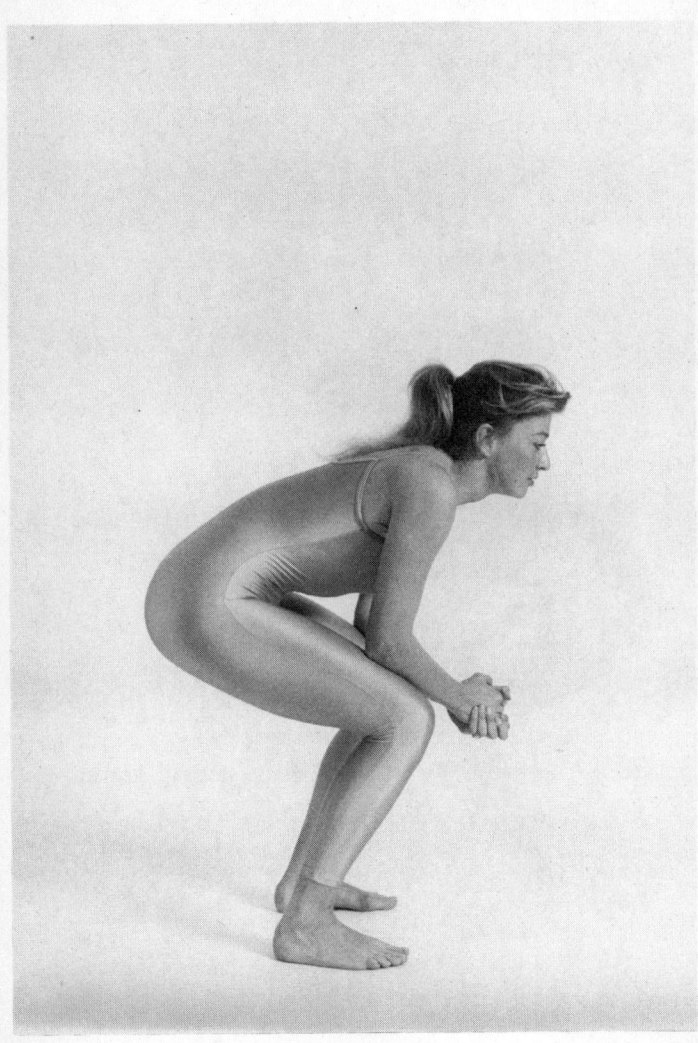

Bleiben Sie zunächst so, um dann die Arme nach vorn auszustrecken, so als wollten Sie sie jemandem entgegenstrecken. Sobald es anstrengend wird, atmen Sie wieder!

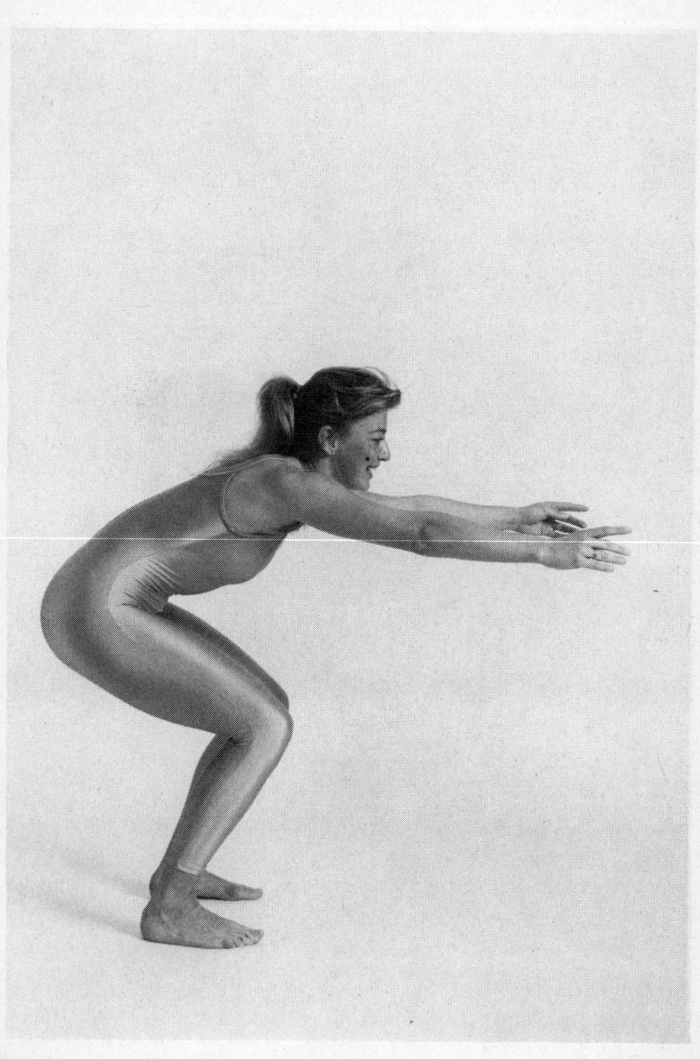

Ändern Sie die Haltung, indem Sie sich wieder auf die Knie stützen, und heben Sie die Hacken. Sie können auch in dieser Haltung die Arme nach vorn ausstrecken.

Wenn es zu mühsam wird, lassen Sie die Arme, den Oberkör-

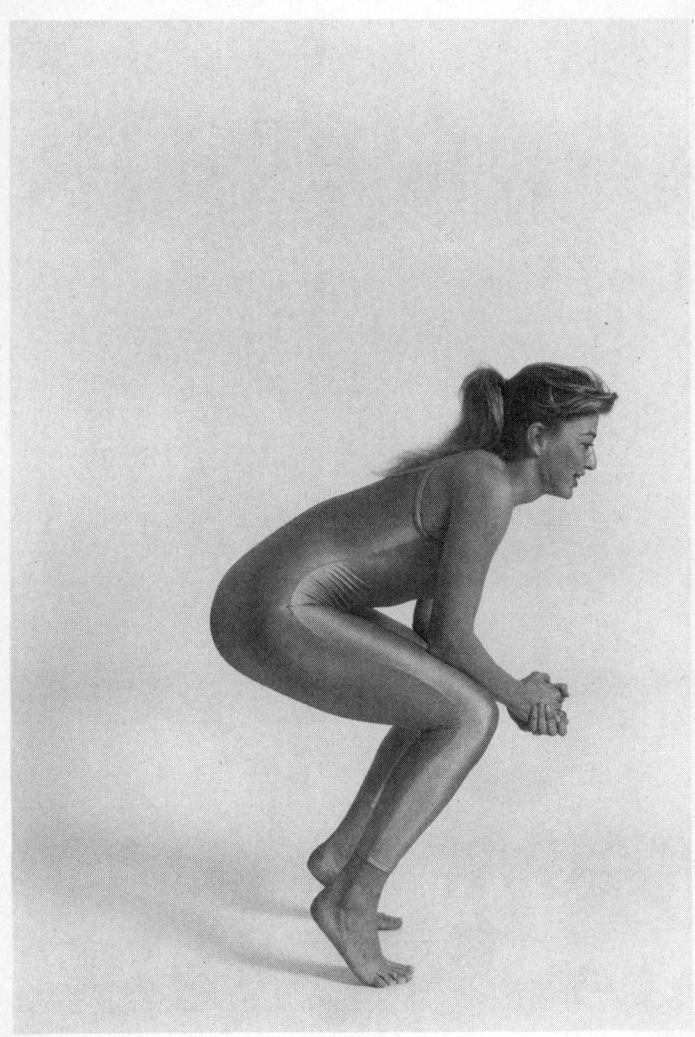

per und den Kopf nach vorn hängen (Elefantenhaltung).
Bleiben Sie in der Elefantenhaltung, fassen Sie hinter Ihrem
Rücken die Hände, so daß die Finger sich verschränken, heben
Sie die Arme in die Luft. Atmen Sie tief in den Bauch dabei.

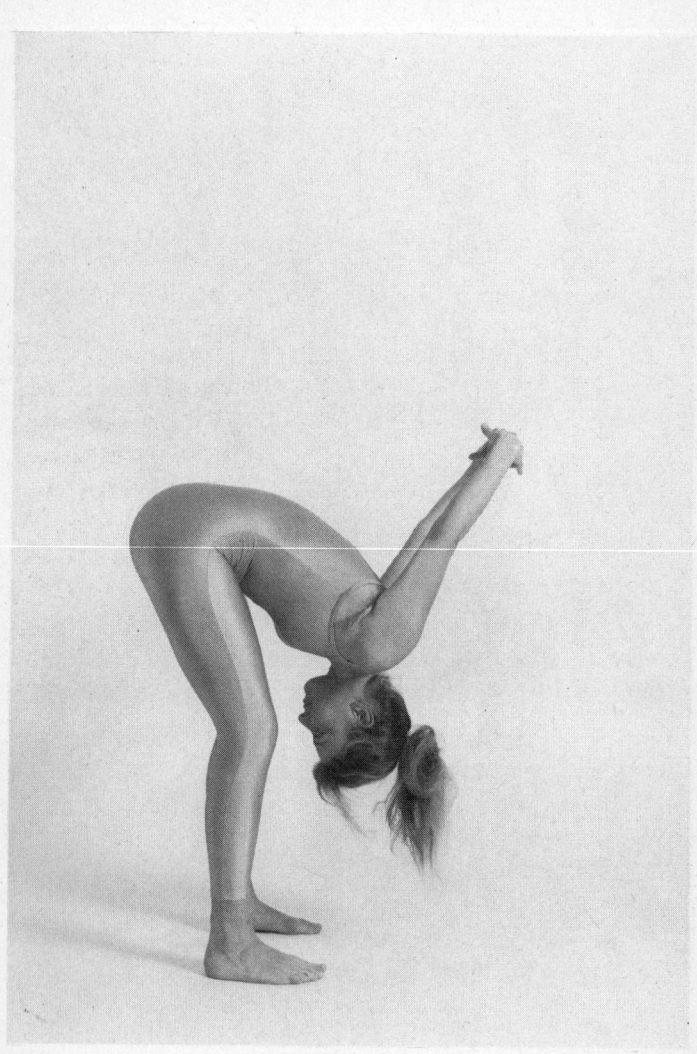

Legen Sie sich auf den Rücken, stützen Sie die Füße gegen die Wand oder gegen eine Tür. Drücken Sie mit den Füßen mittelkräftig dagegen und heben Sie das Becken ganz leicht in die Luft (1 cm). Halten Sie das Becken 4–6 Atemzüge in dieser Form an, lassen Sie es anschließend wieder los. Wiederholen Sie diese Übung mehrmals.

Legen Sie dann die Unterschenkel auf einen Stuhl, drücken Sie sie auf den Stuhl und heben Sie ebenfalls das Becken ca. 1 cm vom Boden – vermeiden Sie aber jede Anstrengung. Machen Sie 4–6 Atemzüge und lassen Sie das Becken dann wieder los, fühlen Sie Ihr Inneres.

Sie können Kopf und Becken auch gleichzeitig anheben. Halten Sie Becken und Kopf 4–6 Atemzüge in der Luft, um beide dann gleichzeitig wieder auf den Boden zu legen. Spüren Sie nach.

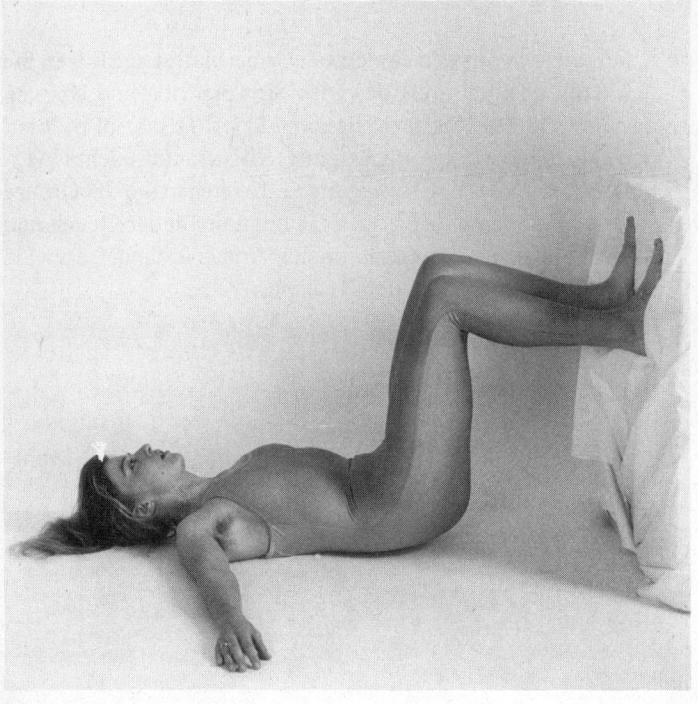

■ Legen Sie sich auf den Rücken. Drehen Sie die Füße so, daß die Zehen zum Gesicht zeigen und Sie große Spannung in den Knöcheln spüren. Drücken Sie mit den Hacken kräftig auf den Boden, so daß der gesamte Körper sich wie ein leichter Bogen spannt. Sie liegen jetzt nur noch auf den Hacken und den Schultern. Behalten Sie diese Bogenhaltung bei und atmen Sie dabei. Wenn es zu anstrengend ist, lassen Sie sich vorsichtig wieder los, geben Sie Ihren Empfindungen nach.

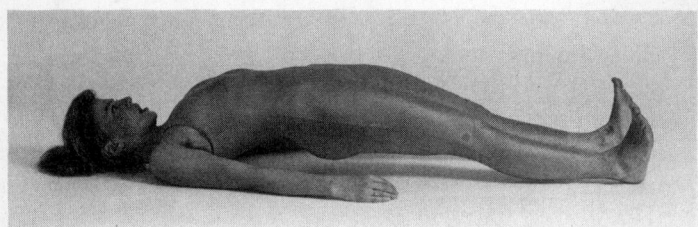

■ Knien Sie sich auf den Boden oder eine Matratze, stützen Sie den Kopf ebenfalls auf. Bewegen Sie vorsichtig und langsam das Gewicht des Rumpfes Richtung Kopf. Der Kopf rollt auf den Boden, so werden Nacken und Wirbelsäule gedehnt. Vermeiden Sie ruckartige Bewegungen. Erreichen Sie die Grenze Ihrer Dehnfähigkeit, so atmen Sie dann tief in den Bauch und bleiben Sie dort, um langsam wieder zurückzurollen. Legen Sie sich auf den Bauch oder den Rücken.

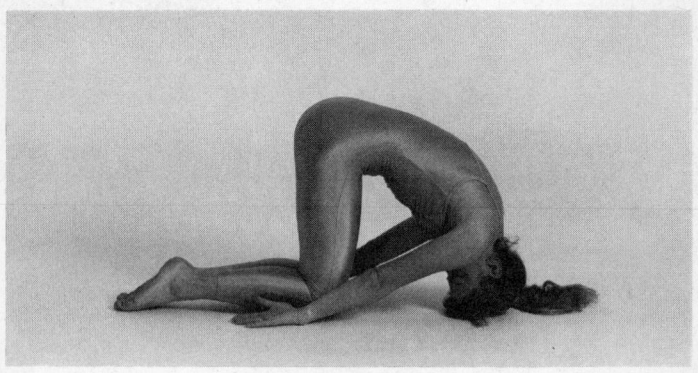

■ Stellen Sie sich in die Elefantenhaltung, strecken Sie die Beine und heben Sie abwechselnd die Beine hoch, so daß die Bewegung in der Hüfte spürbar ist. Sobald es mühsam für Sie wird, atmen Sie laut.

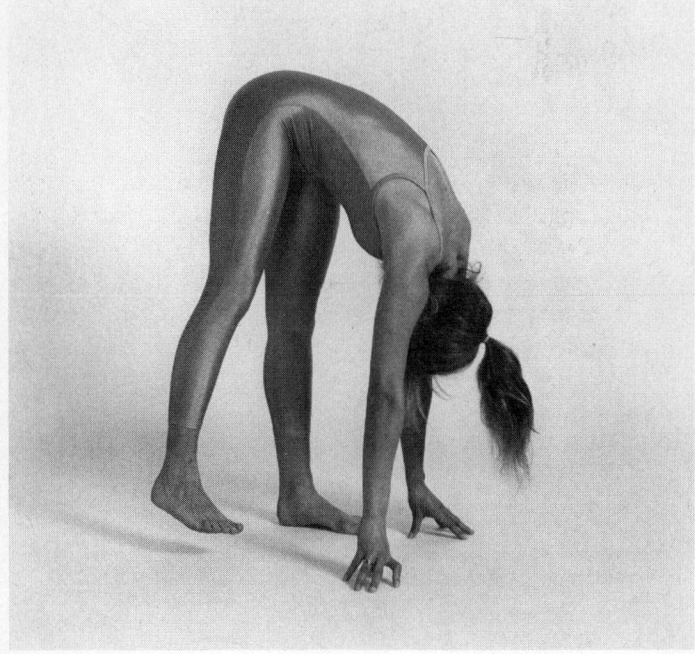

■ Stellen Sie sich vor einen Schaumgummiwürfel oder knien Sie sich auf eine Matratze. Heben Sie die Arme, ballen Sie die Fäuste und bleiben Sie eine Weile in der Bogenhaltung, damit Spannung im Körper aufgebaut wird. Fangen Sie dann an, auf die Matratze oder den Schaumgummiwürfel zu schlagen. Schlagen Sie, ohne zu unterbrechen. Atmen Sie laut dabei. Legen Sie ab und zu eine Pause ein, in der Pause können Sie in die Elefantenhaltung gehen oder sich mit dem Bauch auf die Matratze legen.

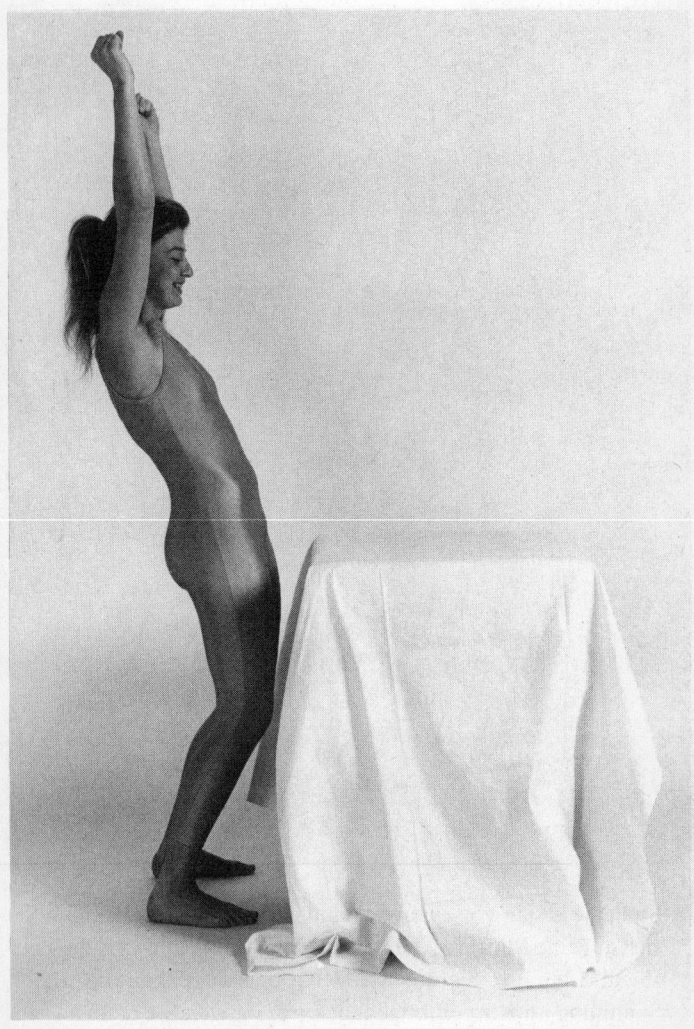

Stellen Sie sich an die Wand, so daß der ganze Rücken die Wand
berührt. Beugen Sie die Knie, so daß Ihre Beine fast rechtwinklig stehen. Bleiben Sie in dieser anstrengenden Haltung. Achten Sie darauf, daß die Hacken auf dem Boden bleiben. Sobald
es anstrengend wird, atmen Sie laut. Bleiben Sie so lange stehen, bis Ihre Beine versagen und Sie allmählich auf den Boden
sinken. Bleiben Sie so sitzen!

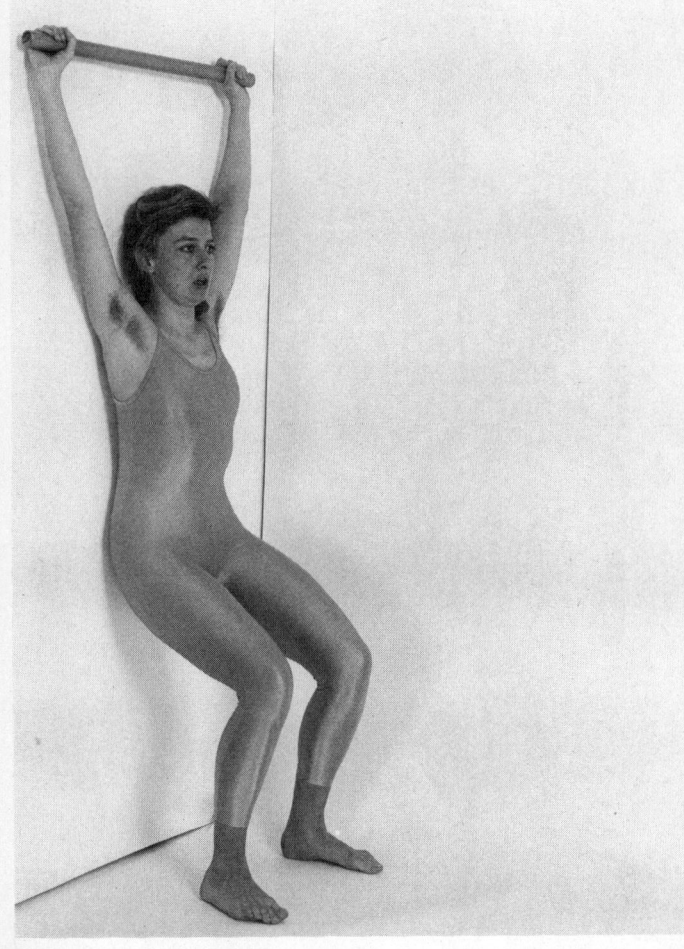

Stellen Sie sich wieder an die Wand. Nehmen Sie einen Stock in die Hände, heben Sie die Arme und halten Sie den Stock in die Luft. Bleiben Sie so lange stehen, wie sie können.

Ändern Sie die Übung, indem Sie sich ohne Stock an die Wand stellen, bewegen Sie dann das Becken – Millimeter für Millimeter – nach vorn, bis Sie schließlich nur noch mit den Schultern die Wand berühren. Bleiben Sie in dieser Haltung für 5–7 Atemzüge, um dann genauso langsam wieder zurückzugehen.

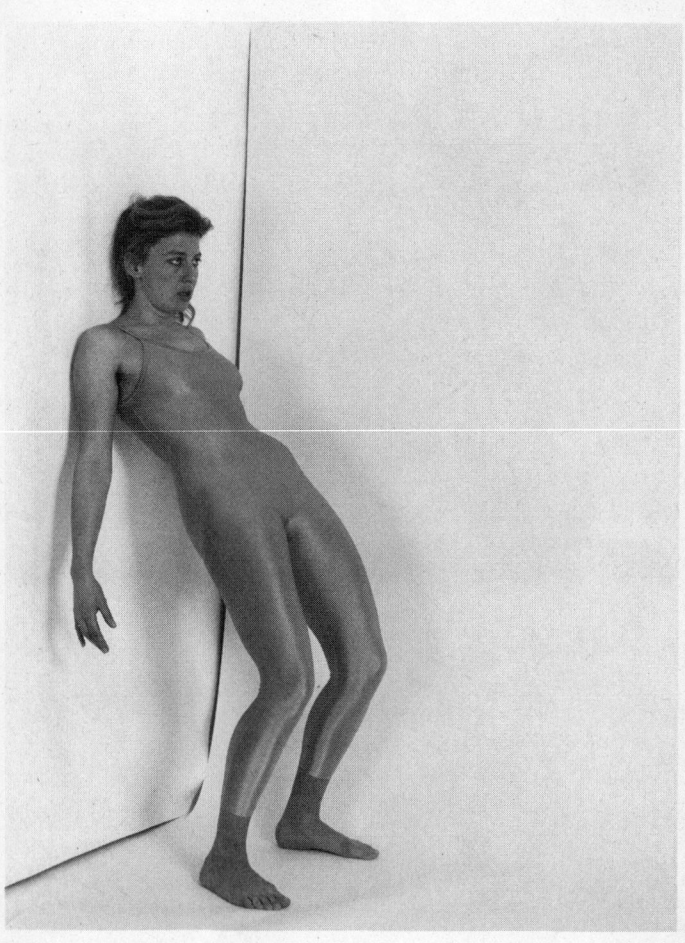

Sie können den Bogen auch im Knie durchführen. Knien Sie sich auf eine Matratze. Legen Sie Ihre Fäuste auf den Beckenrand und schieben Sie das Becken etwas nach vorn.

Oder stützen Sie die Fäuste auf die Fußsohlen, um dann das Becken ebenfalls nach vorn zu schieben. Bleiben Sie in dieser Bogenhaltung und atmen Sie laut.

Wenn das zu schwierig ist, stützen Sie sich einfach mit den Händen auf den Hacken ab. Bringen Sie den Körper wieder in die Bogenhaltung.

Stützen Sie anschließend Ihre Hände auf die Matratze und dehnen Sie den Rücken in die andere Richtung.

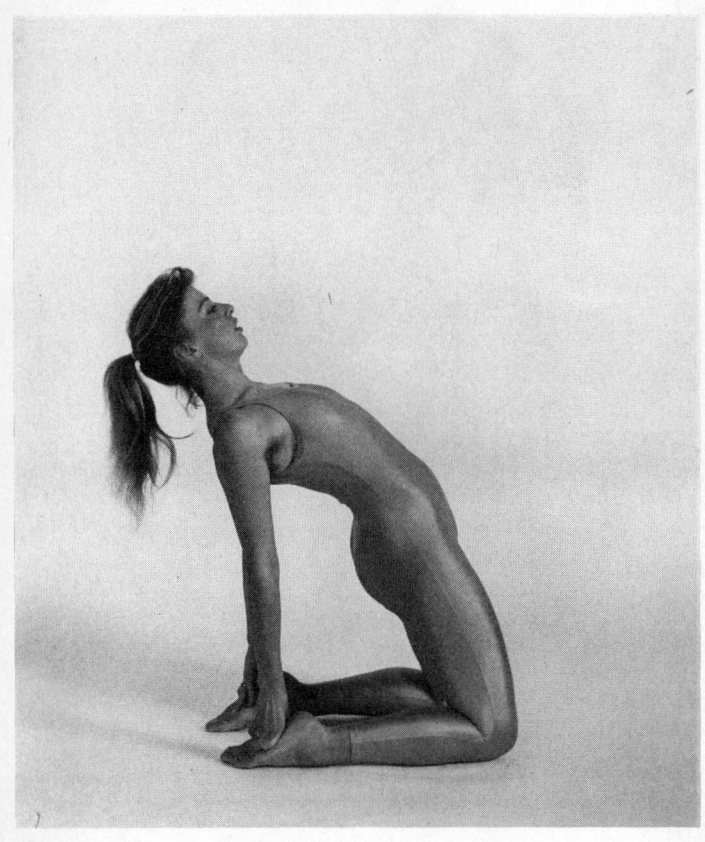

Stellen Sie sich vor einen Stuhl oder Atemschemel. Beugen Sie die Knie etwas mehr. Heben Sie dann ganz langsam die Hacken vom Boden, so daß der ganze Körper hochgehoben wird, bis Sie nur noch auf den Fußballen und Zehen stehen. Senken Sie die Hacken genauso langsam. Achten Sie aber darauf, daß der Winkel im Knie immer gleich bleibt. Sie werden bald eine große Spannung in den Knöcheln spüren. Wiederholen sie dies mehrere Male, bis Sie in die Elefantenhaltung gehen, geben Sie Ihrer Empfindung nach!

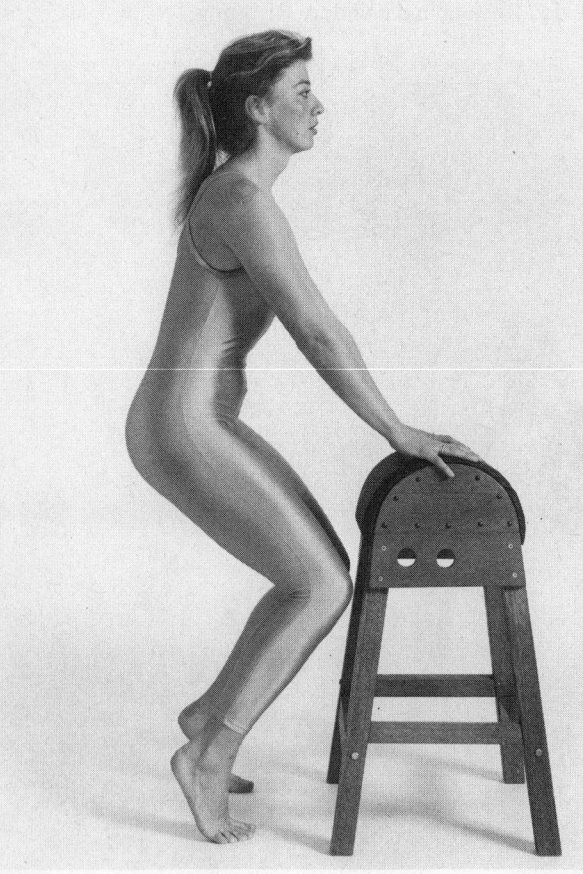

Stellen Sie sich in die Grundstellung, die Beine stehen etwas auseinander. Beugen Sie die Knie stärker als in der Grundstellung. Verlagern Sie das Gewicht auf das rechte Bein, bleiben Sie dort, bis die Anstrengung zu groß wird, verlagern Sie Ihr Gewicht dann auf das andere Bein. Sobald es zu anstrengend wird, wechseln Sie wieder zum rechten Bein. Verweilen Sie so,

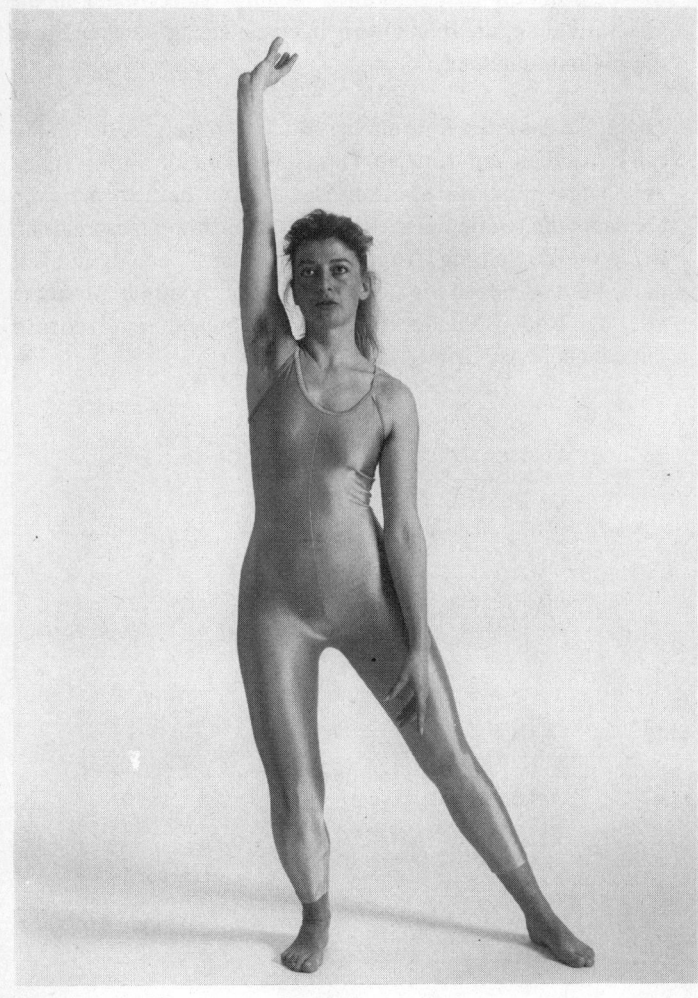

drücken Sie dann mit Ihrer ganzen Kraft Ihr rechtes Bein auf den Boden – und jetzt das linke Bein. Beim drittenmal strecken Sie gleichzeitig – mit dem Drücken des rechten Beines auf den Boden – den rechten Arm in die Luft, so als wollten Sie die Decke über sich hochdrücken. Drücken Sie unten und oben, halten Sie die Kraft und atmen Sie laut. Wiederholen Sie das mit dem anderen Bein! Stellen Sie sich dann wieder in die Grundstellung, die Beine werden leicht gebeugt. Gehen Sie in die Elefantenhaltung.

Legen Sie das linke Knie auf den Boden, stützen Sie den anderen Fuß neben dem Knie ab. Das Gewicht bleibt hauptsächlich auf dem rechten Fuß. Strecken Sie die Arme nach vorn, heben Sie dabei die rechte Ferse. Bleiben Sie, auch wenn es mühsam ist, in dieser Haltung. Atmen Sie dabei laut! Sobald Sie nicht mehr können, legen Sie sich mit dem Bauch auf die Matratze oder den Boden. Wiederholen Sie die Übung dreimal, ebenso mit dem anderen Bein.

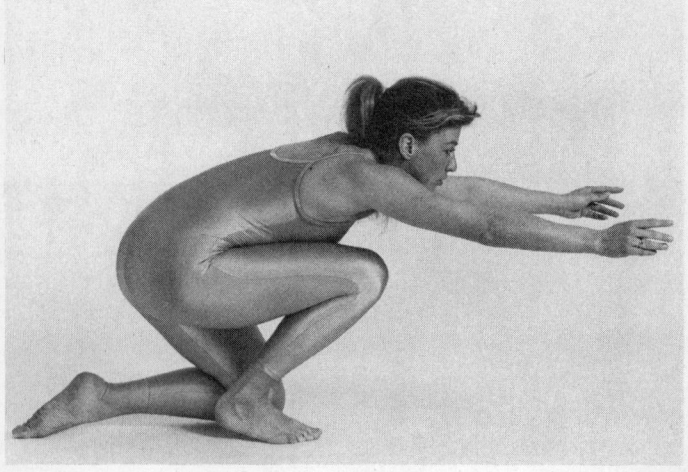

■ Stützen Sie sich auf die Ellbogen und den linken Fuß, heben Sie Ihre linke Hacke. Drücken Sie dann das rechte Bein schräg nach oben. Winkeln Sie den rechten Fuß an, so daß Sie die Spannung im Knöchel spüren. Verweilen Sie so, bringen Sie dann den rechten Fuß auf den Boden. Machen Sie die Übung auch mit dem linken Bein.

Sie können diese Haltung in eine dynamische Bewegung bringen, indem Sie sich auf einen Fuß stützen, den anderen so schnell wie möglich nach hinten wegdrücken, so als wollten Sie in die Luft treten. Atmen Sie laut. Nach einigen Wiederholungen legen Sie sich auf den Bauch, und lassen Sie die Gefühle Ihres Körpers fließen.

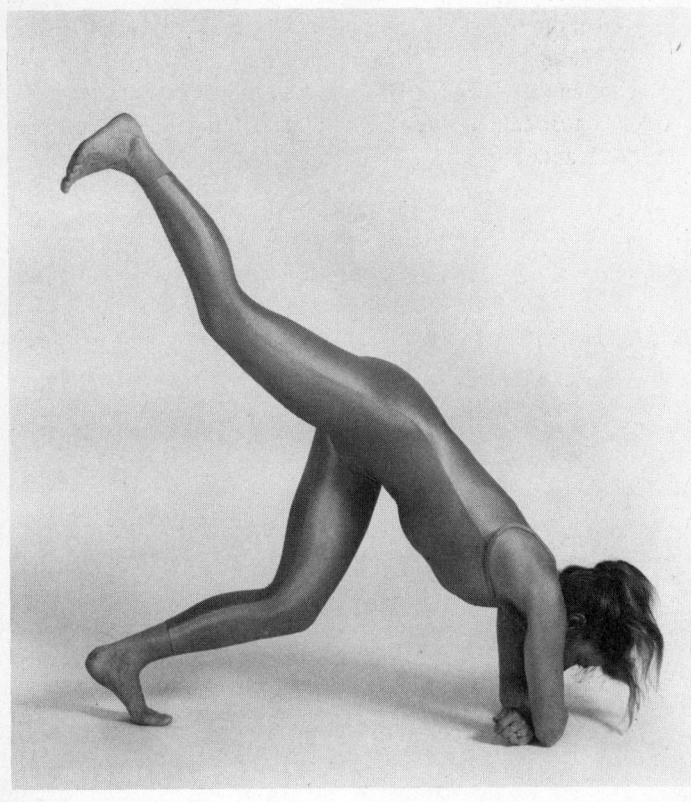

Üben und Selbsteinschätzung
(Ein Sitzungsprotokoll)

Sie sind jetzt vertraut mit der Gestaltung von bioenergetischen Übungssequenzen, die *Ihnen* guttun, und mit dem bioenergetischen Verstehenszusammenhang. Sicher hat sich Ihr Befinden inzwischen verbessert, so daß Sie weniger Streß während des Alltags spüren und entscheidungsfreudig sind und Lust haben, mit Ihrem Körper zu experimentieren. Doch werden Sie merken, daß sich alte Verhaltens- und Erlebensmuster einspielen, so kann man einen guten Vorsatz aus vielerlei guten Gründen nicht einlösen. Andere stehen nach der Lektüre des Buches etwas ratlos vor den neuen Möglichkeiten, die sich aufgetan haben, und den zahlreichen bioenergetischen Übungen – ohne daraus genügend praktisches Wissen für den Alltag zu ziehen. Das Buch kann Ihnen aber Hilfsmittel sein zur Bewältigung des Alltags!

Zum Schluß des Bandes soll Ihnen ein Gesprächsprotokoll aus einer Sitzung mit einer jungen Frau helfen, Anregungen für die Gestaltung von Übungssequenzen im Alltag zu bekommen und sich selbst dadurch Sicherheit zu verschaffen, damit die Übungen ihren Zweck erfüllen. Sicherheit heißt an dieser Stelle, bei der Entscheidung, der Gestaltung und der Praxis der Übungen in Bewegung zu bleiben. Machen Sie die Übungen nie wie gymnastische Übungen. Degradieren Sie Ihren Körper nicht zu einem technischen Instrument, an dem herumgefeilt wird, und lassen Sie sich von anderen – wie der Mode, der Medizin etc. – nichts über Ihren Körper einreden.

In dem folgenden Übungsprotokoll wird eine Szene wiedergegeben, in der ich eine junge Frau bitte, die Bogenhaltung einzunehmen, um sich selbst zu erleben, sich einzuschätzen, sich in der anschließenden Ruhephase zu verstehen und Ansätze für bioenergetische Übungen zu finden. Ich glaube, daß das Sitzungsprotokoll klar und deutlich wiedergibt, wie wir gearbeitet haben, wie wir die bioenergetische Bogenhaltung zur Übung, Körpererfahrung, Selbsteinschätzung und Entwicklung der Lebendigkeit der jungen Frau genutzt haben. Im Text finden sich an verschiedenen Stellen zu bestimmten Gesichtspunkten Markierungen, die Ihnen Anregung geben sollen, den Prozeß der Körpererfahrung aus der Distanz zu verstehen und sich an verschiedene Themen und Aussagen in dem Buch zu erinnern.

Die einzelnen Aspekte sind:
- Körperwahrnehmung/Körpersensationen *KW*
- Körperprozesse *KP*
- Driften *D*
- Aussagen über den Charakter *Ch*
- Streß *St*
- Begleitung/Beziehung *B*
- Empfehlungen für Körperübungen *Ü*
- zusätzliches Erforschen *E*

Die Kennzeichnung im Text erfolgt durch die Kürzel in Klammern.

B: Wie kann ich bloß an die letzte Stunde anknüpfen?

S: Ich schlage dir die Bogenübung vor. Was bemerkst du jetzt im Körper, wenn du stehst, kannst du das sagen?

B: Mein Körper ist warm, ein schmales, langes Hemd, das ich immer dünner machen möchte, um bloß zu verheimlichen, daß ich noch ein bißchen lebendig bin. Ich meine, ich könnte genausogut, wenn ich mir das so überlege, auch anders sein. Anders, aber das ist nicht so spontan. Ich kann mich nicht dazu aufraffen, ausladender zu stehen oder ausladende Geräusche von mir zu geben. (*KW/KP*)

S: Woran merkst du das körperlich?

B: Im Atem und...

S: Atme wieder einen Moment ruhig!

Pause

B: Entfremdung äußert sich bei mir, glaube ich, so: Ich merke das an der Erstarrtheit der Brust. Ähnlich geht es mir in Situationen, in denen ich nicht drin sein will. Ich glaube, das passiert mir verdammt häufig. (*KW/D*)

S: Leg mal die Fäuste auf den Beckenrand und schieb das Becken-

etwas nach vorn gegen den Bogen. Beuge die Knie etwas und öffne dabei die Augen und bleibe eine Weile in dieser Position stehen. Spür, was jetzt im Körper passiert, wie es dir geht, was du registrierst. (*Ü*)

Pause

Was passiert? Wie geht es dir?

B: Also, erst einmal habe ich mir gedacht, wie ich registrieren kann, daß ich beobachtet werde. Dann hatte ich Mühe, mich darauf einzulassen, was in meinem Inneren passiert. Ich war mit meinen Augen und Ohren mehr beschäftigt als vorher. Sobald ich mich bewege, da wird es natürlich riskant, oder sobald ich irgendeine andere Haltung einnehme als die, die nahezu verschwindet. Es ist riskant, und ich muß aufpassen. (*KW/KP/ST*)

S: Riskant? Was ist riskant im Körper?

B: Aufzufallen... aufzufallen.

S: Spür wieder den Körper von oben bis unten. Wie du stehst, wie die Beine sich anfühlen, der Rumpf, die Arme, der Nacken, die Atmung. Was registrierst du? Auch wenn es wenig und unscheinbar ist. (*B*)

B: Die Arme tun weh. Hier, die Oberarme und das Kreuz natürlich, und vor allen Dingen fühle ich eine ziemliche Spannung im Bauch, weil ich... Vielleicht, wenn ich mich völlig darauf konzentrieren würde, könnte ich das hier durchlassen und mit den diversen Schmerzen weicher verfahren. (*St*)

S: Manchmal sehe ich etwas Bewegung in deinem Körper und Anstrengung.

B: Anstrengend ist das!

S: Wie ist das, wenn etwas sich bewegt? (*KP*)

B: Ja, das ist wie beim Luftholen, beim Loslassen im Bauch und in meinem Rücken.

S: Atme einfach so 3- bis 4mal in den Bauch und spür mal, wie das ist.

Pause

Was passiert, wenn du etwas tiefer atmest?

B: Es ist schwierig. (*B*)

S: Was heißt schwierig?

B: Es tut eigentlich so weh, daß ich mich völlig darauf einlassen müßte. Au! Wenn ich da reinatme, dann ist das, als wenn ich mich darauf einlasse. Aber wenn ich im nächsten Moment wieder außen stehe und mir das begucke, dann spüre ich nur den ärgerlichen Schmerz. (*Ch*)

S: Beuge dich vorsichtig vornüber, so daß der Oberkörper etwas hängt. Vorsichtig! Wirbel für Wirbel. (*Ü*)

Pause

Ja, gut, laß den Kopf einfach eine Weile hängen, so daß er aushängt. Die Fingerspitzen sind am Boden. Der Kopf hängt. Laß die Schultern locker, nimm die Knie etwas mehr zurück. Auch wenn die Spannung größer wird. Ja, was passiert jetzt?

B: Es tut immer noch weh.

S: Atme immer wieder in den Bauch.

Pause

Was ist mit dem Nacken? Du bewegst den Kopf? (*B*)

B: Wohl eher zum besseren Durchlassen. Es tut nicht weh.

Pause

S: Was passiert sonst im Körper? Was bemerkst du?

B: Ich denke ans Loslassen. Im Nacken loszulassen ist ja meist nicht mit Schmerz verbunden, und doch ist das immer noch so eine Art Extraarbeit für mich. Der Rücken meldet sich sehr viel früher. Wenn ich im Rücken loslasse, hört auch der Schmerz auf. Dann merke ich oftmals, daß ich im Nacken die ganze Spannung habe, ohne daß ich es vorher gemerkt habe. (*KW*)

S: Wenn der Rücken locker wird, dann wird der Nacken fest? (*KP*)

B: Nee, das kann man nicht so sagen. Aber wenn der Rücken nicht mehr weh tut, dann ist er auch locker. Aber wenn der Nacken nicht mehr weh tut, dann heißt das noch lange nicht, daß er locker ist.

S: Ah ja. Wie fühlen die Beine sich an? Die Füße, die Gelenke? (*KW*)

B: Ich fühle nichts.

S: Du fühlst nichts?

B: Nein.

S: Wie stehen deine Füße auf dem Boden, auch wenn kein Gefühl da ist?

B: Ich vertraue Ihnen. Für meine Beine ist es so nicht unangenehm. (*D*)

S: Und wie ist deine Stimmung in dieser Haltung?

B: Eine gute Gegenbewegung (Elefantenhaltung).

S: Und von der Stimmung her, vom Gefühl? Wie ist diese Körperhaltung, wenn das gut ist?

B: Also, ich möchte noch mehr den Kopf loslassen können. Es ist hoffnungsvoll. Meine Stimmung ist nicht unangenehm. (*E*)

S: Was passiert jetzt im Körper, wenn du das jetzt über dich erzählst? (*KW*)

B: Wir haben noch nie über mein Gesicht gesprochen.

S: Über dein Gesicht? (*E*)

B: Ja, das ist ja eine Körperhaltung, die das Gesicht verzerrt. Das ist mir aber recht angenehm, weil ich sonst immer... Weil ich weiß, so ein Gesicht ist ein Tor, durch das man zu einem hingelangen kann. Ich muß aufpassen. Viele Leute haben mir auch schon gesagt, daß ich ein trauriges Gesicht mache, obwohl ich gar nicht traurig war. Also passe ich da nicht genug auf. (*Ch*)

S: Wie fühlt sich jetzt dein Gesicht an?

B: Es ist mir egal. Also passe ich nicht darauf auf. Vielleicht ist im Gesicht auch der Zwang, schön zu sein oder gefallen zu müssen. (*D*)

S: Okay, komm, wenn du möchtest, ganz langsam hoch. So daß du – Wirbel für Wirbel – hochrollst, bis du irgendwann oben bist. 5–6 Atemzüge lang. Aber laß die Augen dabei zu. Und immer wieder atmen. Ganz langsam. Wirbel für Wirbel vom unteren Rücken hoch. Bis der Kopf als letztes hochkommt. Schließe die Augen und atme einfach. Spür, wie das ist, *so* hochzukommen. Spür, was im Körper passiert. Wenn etwas weh tut oder die Atmung tiefer geht. (*Ü*)

Pause

B: Ich habe überhaupt keine Lust, allein hochzukommen.

S: Allein so hoch? (*B*)

B: ...Ich stelle mir eher vor, daß ich mich an jemandem stütze, nach oben hangeln möchte.

S: Und was fühlst du, wenn dieser Wunsch da ist?

B: Einerseits wünsche ich mir den Mut, die Leute dafür zu benutzen, andererseits sage ich mir, wie unselbständig ich doch bin.

S: Ganz langsam weiter hochkommen... Was passiert hier?

B: Es tut ordentlich weh. (*KW*)

S: Im unteren Rücken?

B: Ja.

S: Ruhig mit der Stimme atmen. Aber langsam weiter hochkommen, auch wenn es etwas weh tut. Gib die Anstrengung und den Schmerz in die Stimme und hör, wie das klingt. Öffne den Mund. (*Ü/D*)

B: (stöhnt) (*St*)

S: Und hör deinen Ton ... Genau.

B: Hilfe!

S: Langsam, bis du oben bist.

B: (stöhnt)

S: Wenn du stehst, bleib einen Moment stehen und spür nach. Wie fühlt der Körper sich jetzt an? Wie stehst du? Wie fühlen die Beine sich an? Der Bauch-Becken-Bereich, die Brust? Vor allen Dingen der Rücken, der Nacken und dein Gesicht? Spür, was vielleicht anders ist als vorher.

Pause

Kannst du das sagen?

B: Eher zerfetzt, zerbrochen. (*KP*)

S: Zerfetzt? Und wo merkst du das? Im Rücken? Und wo noch?

B: Ich hab das Gefühl, ich stünde o-beinig und als würde ich von der Mitte her mit den Beinen heruntersacken müssen.

S: Jetzt?

B: Jetzt ist es schon ein bißchen besser.

Pause

S: Wie fühlt sich dein Nacken an, dein Gesicht?

B: Wie das eines Bettlers. Die gucken auch so. (*Ch*)

S: Wie bei einem Bettler?

B: Ja, so alt und zerknittert.

S: Und wie guckt ein Bettler, vom Gefühl her?

B: Zerknittert. Dem ist es egal, wie sein Gesicht nach außen wirkt. Er versucht, nur etwas zu bekommen. Almosen und so. (*E*)

S: Almosen?

Pause

Okay. Leg dich dann mal auf die Matratze. (*Ü*)

B: Oh, meine Beine sind lahm!

S: Stütz die Füße auf! Auch wenn die Beine lahm sind. Spür einen Moment nach. Wie du liegst, wie jetzt der Körper sich anfühlt. Wie atmest du jetzt?

B: Es wird nicht besser.

S: Nicht besser?

B: Gar nicht besser. Wie so ein ausgespucktes Stück Kaugummi. Irgendwie Quatsch. Oder wie diese Rotze, die irgendwo auf der Straße klebt oder so was Ähnliches.

S: Du lachst aber so bei dieser Vorstellung. (*D*)

B: Ja, ich glaube, das kann ich doch noch lernen.

S: So mal richtig zu rotzen oder wie?

B: Nee, das nicht. Aber über mich zu lachen. Daß alles nicht so schlimm ist. Es ist einfach so.

Pause

Aber es hat auch den Aspekt von Entspanntsein an sich.

S: Was?

B: So hingerotzt zu liegen. (*Ch*)

S: Und wo merkst du das, daß du entspannter bist?

B: Im Rücken.

S: Kannst du diese Dinge, die im Körper passiert sind, deine Gefühle auf dein Leben übertragen? Gibt es da eine Verbindung zu deinem Gesicht, zu den Schmerzen im Rücken oder dem einfach hingespuckt zu sein? (*D/Ch*)

B: Ich habe immer die Fassade hingehalten und habe heimlich meine Träumchen gepflegt und mein inneres Wesen irgendwie gepflegt. Aber so geguckt, daß nichts nach außen kommt. (*Ch*)

S: «Damit...» Ergänze den Satz mal.

B: Damit es mir nicht weggerissen und zerstört wird.

Pause (*KP*)

S: Was fühlst du jetzt, wenn du das sagst?

Pause

B: Falls ich überhaupt irgend etwas fühle, fühle ich, glaube ich «Vatergelüste». (*B/D*)

S: Und das heißt: Was meinst du damit?

B: Sich vertrauensvoll jemandem öffnen zu können. Aber dann würde das Heimliche nach außen kommen, ohne daß es zerfetzt würde. (*Ch*)

S: Spür das ruhig einen Moment! Spür auch, wie dein Körper sich jetzt anfühlt, wenn du sagst, daß du eigentlich so einen stützenden Vater brauchst. So eine Vater-Qualität. (*KW/D*)

Pause

Was fühlst du dann so?

Pause

Du lachst so 'n bißchen, was ist? (*D*)

Pause

B: Ich weiß nicht, wie ich es sagen soll.

S: Aber was passiert jetzt gerade im Körper? Was hast du gemerkt? (*B*)

B: Ich bringe nichts raus. (*St*)

S: Du hast etwas mit dem Fuß geklopft, das Bein bewegt, was war das? Mach das ruhig noch mal, für einen Moment. (*KP*)

B: So?

S: Ja, ja, los, mach schon. Ja, genau.

B: Die Zeit drängt.

S: Gut, bewege es weiter.

B: Ich übertrage das schon in gewisser Weise auf dich. Nämlich mein Vertrauensbedürfnis, meine Vertrauensbedürfnisse, die ich habe. Dann wieder sage ich mir: Wie kann er damit zufrieden sein? Es ist ja doch eigentlich bitter wenig. Und dann sage ich mir: Siehste, jetzt fragste dich schon wieder, ob er damit zufrieden ist. Es ist ja wirklich eine sehr intellektualisierte Übertragung. So dieses Buhlen um Anerkennung, wo ich eigentlich buhle um Zärtlichkeit. (*B/D*)

S: Ja, genau. Mach dir das mal für einen Moment klar. Es geht nicht um diese Frage, wenn du eigentlich Zärtlichkeit von deinem Vater, von mir, von xy willst, du Stütze und Vertrauen suchst. Spür jetzt dein Gefühl und deinen Körper. (*B/Ch*)

B: Ich fühle mich ertappt, durchschaut, weißt du, weil ich immer wieder versuche, so etwas gern zu übermalen. Ich weiß nicht, ich habe das immer nur in Träumen, Traumväter. Traummänner. Traumsachen. Ich weiß nicht genau, ob das stimmt. Das ist der Punkt. (*E*)

S: Was meinst du damit: Das ist der Punkt?

B: Wo ich mir mein Leben abschneide, indem ich es nicht ausprobiere. Also was passieren könnte, wenn ich das mal nach außen geben würde, was ich möchte. (*Ch/St*)

S: Spür auch jetzt dein Gefühl. Ich merk, daß du betroffen bist, wenn du das sagst. Nimm dir auch einen Moment Zeit. Ich werde meine Hand unter deinen Nacken legen. Spür, wie das ist, wenn ich deinen Nacken stütze. (*B/KW*)

Pause

Was fühlst du jetzt?

B: (heftiges Lachen)

Das darfst du gern noch drei Tage so weitermachen! Aber ich weiß, daß du ... Ich denke mir, ich kann jetzt nicht aus der Rolle fallen. So Ablehnungen würde ich ganz schwer verwinden können. (*B/D*)

S: Was wäre zum Beispiel aus der Rolle fallen, hier? Wie würde das aussehen?

B: Dich anzufassen. (*B*)

S: Spür deinen Körper jetzt für einen Moment. Wie du liegst, wie du atmest, auch wie die Stellen sich anfühlen, die du vorhin gemerkt hast. Den Rücken, die Beine, den Nacken, das Gesicht, deine Atmung und spür, wie das sich jetzt anfühlt. Ob das anders ist als zuvor oder genauso. (*Ü*)

Pause

Und was meinst du, was merkst du?

B: Vielleicht darf das auch nicht sein. Ich habe nämlich das Gefühl, fallen zu können. Nicht als wenn ich über so einen Abgrund schwebte. Nicht angstvoll. Ganz im Gegenteil. So als hätte ich Halt. Aber vielleicht verdächtigst du mich drogenartiger Anwandlungen. (*E/B*)

Literaturhinweise

Aus verständlichen Gründen habe ich im Text auf Zitate verzichtet, ebenso auf entsprechende Literaturhinweise. Doch möchte ich einige zentrale Bücher nennen, die mich und meine Überlegungen befruchtet haben.

Ron Kurtz, *Körperzentrierte Psychotherapie*, Essen 1985:
Dieses Buch verbindet westliche philosophisch-psychologische Theorien und therapeutische Erkenntnisse unserer Zeit mit den zeitlosen Inhalten östlicher Weltanschauung. Ron Kurtz hat dabei ein hervorragend differenziertes Verständnis des Zusammenhangs von Körper, Psyche und Verhalten entwickelt.

Alexander Lowen, *Bioenergetik*, Hamburg 1988, Neuauflage:
Das wohl bekannteste Buch von Alexander Lowen ‹*Bioenergetik*› ermöglicht einen breiten Überblick über Lowens Konzepte. Es dient vor allem dem Laien, sich in die bioenergetische Charakteranalyse einzulesen und sich mit ihr vertraut zu machen.

Alexander und Leslie Lowen, *Bioenergetik für Jeden*, Gauting 1979:
In diesem Übungsbuch von Lowen werden zentrale bioenergetische Prinzipien skizziert. Es folgt ein großer, differenzierter Übungsteil.

Ulrich Sollmann (Hg.), *Bioenergetische Anlayse*, Essen 1984:
Das einzige Buch in deutscher Sprache, im dem ausgebildete bioenergetische Analytiker zu Wort kommen. Es wird Wert gelegt auf die verständliche Vermittlung der bioenergetischen Analyse und auf die Darstellung praktischer Beispiele.

Charles Spiegelberger, *Streß und Angst*, Weinheim 1980:
Streß und Angst werden als «Würze des Lebens» in verständlicher Form dargestellt. Ein Buch für den Alltag!

Frederic Vester, *Phänomen Streß*, München 1978:
Vester vermittelt in seinem Buch die wesentlichen Zusammenhänge des Streßgeschehens im Alltag. Sein Buch ist angenehm zu lesen, gut illustriert, äußerst instruktiv und voller hilfreicher Details.

Alexander Lowen

Bio-Energetik

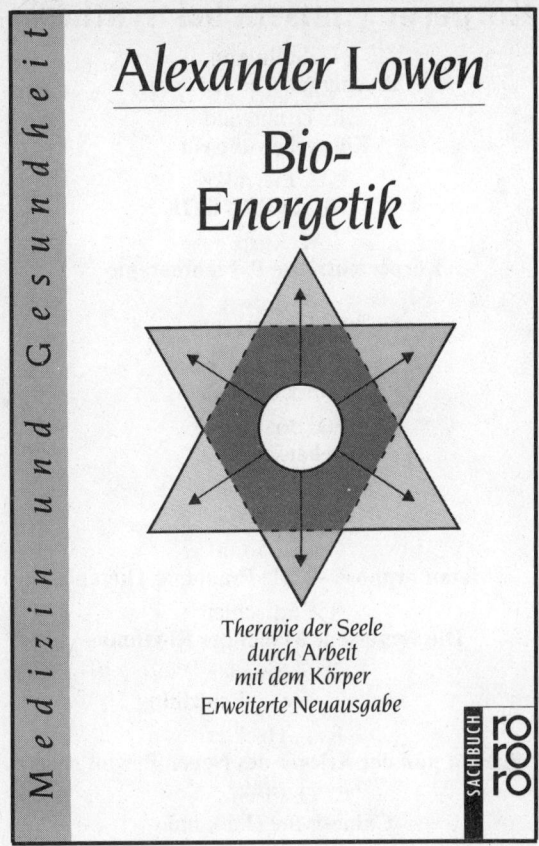

Therapie der Seele
durch Arbeit
mit dem Körper
Erweiterte Neuausgabe

SACHBUCH

ro
ro
ro

Das Basiswerk des «Vaters der Bio-Energetik», hier
als erweiterte Neuausgabe vorliegend, hat vielen
Menschen Mut gemacht, sich mit ihrem eigenen Körpergefühl auseinanderzusetzen und die Abhängig-
keit des seelischen Gleichgewichts vom körperlichen
Wohlbefinden zu akzeptieren.

rororo Sachbuch 8435

Gesundheit!

Eine Auswahl

John Guillebaud
Die Pille
Empfohlen von PRO FAMILIA (7657)

Dr. med. Carola Halhuber
Vom Raucher zum Nichtraucher
Das 7-Stufen-Programm (7943)

Marilyn Lawrence
«Ich stimme nicht»
Identitätskrise und Magersucht (7965)

Ernst Meyer-Camberg
Das praktische Lexikon der Naturheilkunde
(6291)

Gisela und Andreas Mihailescu
Gegen jede Krankheit ist ein Kraut gewachsen
(7819)

Raymond A. Moody
Lachen!
Über die heilende Kraft des Humors
(7868)

Ute Philippeit/Silke Schwartau
Zuviel Chemie im Kochtopf?
Die Verbraucherzentrale informiert
(7670)

Lawrence M. Pray/Dr. Richard Evans
Wie ich mit Diabetes leben lernte
(7886)

Dr. Vicky Rippere
Allergien
Ursachen – Testmetoden – Heilerfolge
(7937)

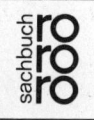

rororo sachbuch

C 2164/2

Gesundheit!

Anne Kent Rush (Hg.)
Rückenschmerzen
Ungewöhnliche Methoden zur Vor-
beugung und Heilung (7902)

Prof. Dr. med. Ferdinand Schmidt
Raucherentwöhnung
(7833)

Lisette Scholl
Das Augenübungsbuch
Besser sehen ohne Brille – eine ganz-
heitliche Therapie (7881)

Silke Schwartau
Schöner, stärker, schlanker
Werbung und Wirklichkeit.
Die Verbraucherzentrale informiert (7847)

Dagobert Tutsch
Taschenlexikon der Medizin
Über 17000 Namen, Begriffe und
Methoden aus allen Bereichen der Medizin
– präzise und allgemeinverständlich
erklärt (6285)

Eine
Auswahl

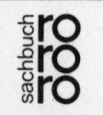

rororo
sachbuch

C 2164/2a

Lernprogramme

Maren Engelbrecht-Greve
Streßverhalten ändern lernen
Programm zum Abbau psychosomatischer
Krankheitsrisiken (7193)

Wayne W. Dyer
Der wunde Punkt
Die Kunst, nicht unglücklich zu sein.
Zwölf Schritte zur Überwindung der
seelischen Problemzonen (7384)

Thomas Gordon
Managerkonferenz
Effektives Führungstraining (7671)

G. Hennenhofer/K. D. Heil
Angst überwinden
Selbstbefreiung durch Verhaltenstraining
(6939)

Rainer E. Kirsten/Joachim Müller-Schwarz
Gruppentraining
Ein Übungsbuch mit 59 Psycho-Spielen,
Trainingsaufgaben und Tests (6943)

Walter F. Kugemann
Lerntechniken für Erwachsene
(7123)

Rupert Lay
Meditationstechniken für Manager
Methoden zur Persönlichkeitsentfaltung
(7242)

Eine
Auswahl

Ernst Ott
Optimales Lesen (6783)
Optimales Denken (6836)
Das Konzentrationsprogramm
Konzentrationsschwäche überwinden
– Denkvermögen steigern (7099)
Intelligenz macht Schule
Denk-Beispiele zur Intelligenzförderung
für 8- bis 14jährige (7155)

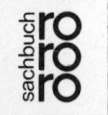

rororo sachbuch

C 2177/1

Lernprogramme

Eine
Auswahl

Kurt Werner Peukert
Sprachspiele für Kinder
Programm für Sprachförderung in
Vorschule, Kindergarten, Grundschule und
Elternhaus (6919)

L. Schwäbisch/M. Siems
**Anleitung zum sozialen Lernen für
Paare, Gruppen und Erzieher**
Kommunikations- und Verhaltens-
training (6846)

Manuel D. Smith
Sage nein ohne Skrupel
Techniken zur Stärkung der
Selbstsicherheit (7262)

Friedemann Schulz v. Thun
Miteinander reden
Störungen und Klärungen. Psychologie
der zwischenmenschlichen
Kommunikation (7489)

F. Teegen/A. Grundmann/A. Röhrs
Sich ändern lernen
Anleitung zu Selbsterfahrung und
Verhaltensmodifikation (6931)

Allan Watts
OM
Kreative Meditation
(7882)

Bernd Weidenmann
Diskussionstraining
Überzeugen statt überreden.
Argumentieren statt attackieren (6922)

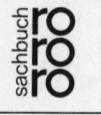

C 2177/2 a

Öko-Ratgeber

Helga Wingert
Der Haushaltsknigge
256 Seiten mit zahlreichen Abbildungen.
Laminierter Pappband und als rororo
sachbuch 8368

Dieter Wundram
Kosmetik
Chemie mit Haut und Haaren.
Herausgegeben vom KATALYSE Institut
für angewandte Umweltforschung
208 Seiten. Laminierter Pappband

Brigitta Klotz
Das Öko-Gartenbuch
256 Seiten mit zahlreichen Abbildungen.
Laminierter Pappband

Herausgegeben vom KATALYSE Institut
für angewandte Umweltforschung und
der Gruppe für ökologische Bau- und
Umweltplanung
Das ökologische Heimwerkerbuch
400 Seiten. Laminierter Pappband

Rainer Grießhammer
Der Öko-Knigge
228 Seiten mit zahlreichen Fotos und
Abbildungen von Franziska Becker und
Peter Laux. Laminierter Pappband und als
rororo sachbuch 8351

Rainer Grießhammer/Siegfried de Witt
Der Öko-Koch
304 Seiten. Laminierter Pappband

Herausgegeben vom KATALYSE Institut
für angewandte Umweltforschung
Was wir alles schlucken
Zusatzstoffe in Lebensmitteln. Mit Tips
für den Verbraucher. 256 Seiten mit
zahlreichen Abbildungen.
Laminierter Pappband

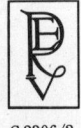

C 2306/2

Öko-Ratgeber

Herausgegeben von der Redaktion des
ÖKO-TEST Magazins
Der Öko-Test / Bd. 1
288 Seiten mit Fotos und Illustrationen.
Laminierter Pappband
Der Öko-Test / Bd. 2
224 Seiten mit zahlreichen Abbildungen.
Laminierter Pappband

Herausgegeben vom KATALYSE Institut
für angewandte Umweltforschung
Der Auto-Knigge
272 Seiten mit zahlreichen Abbildungen.
Laminierter Pappband

Claudia und Reinold Fischer
Chemie im Büro
192 Seiten. Laminierter Pappband

Herausgegeben vom Öko-Institut Freiburg;
KATALYSE Institut für angewandte
Umweltforschung; Bund für Umwelt und
Naturschutz Deutschland e.V. (BUND);
Verein für Umwelt- und Arbeitschutz.
Chemie im Haushalt
384 Seiten mit zahlreichen Abbildungen.
Laminierter Pappband

Hannelore Friege, Frank Claus,
Margret D'Haese
Chemie im Kinderzimmer
256 Seiten. Laminierter Pappband

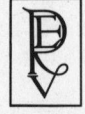

C 2306/2 a